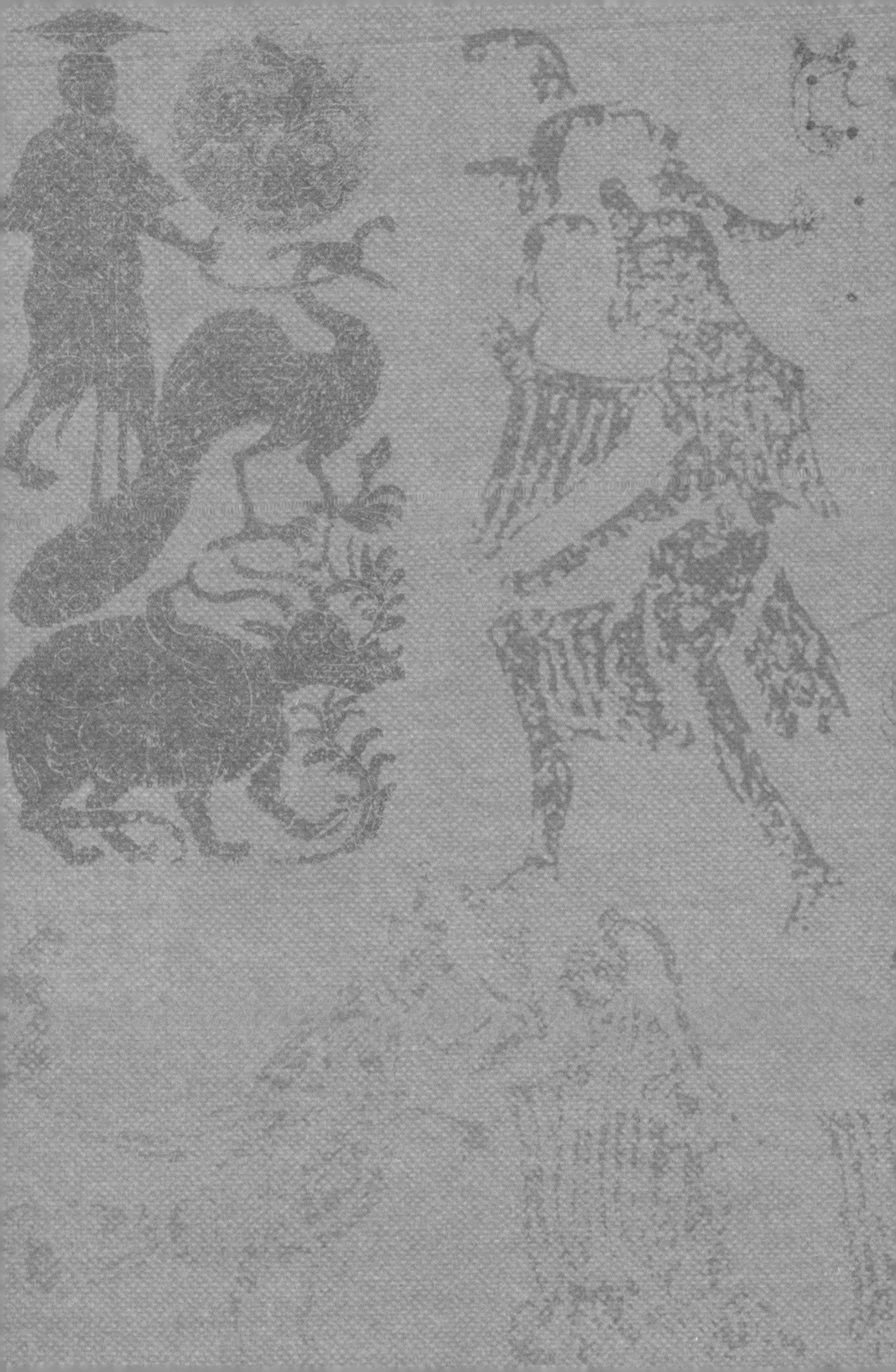

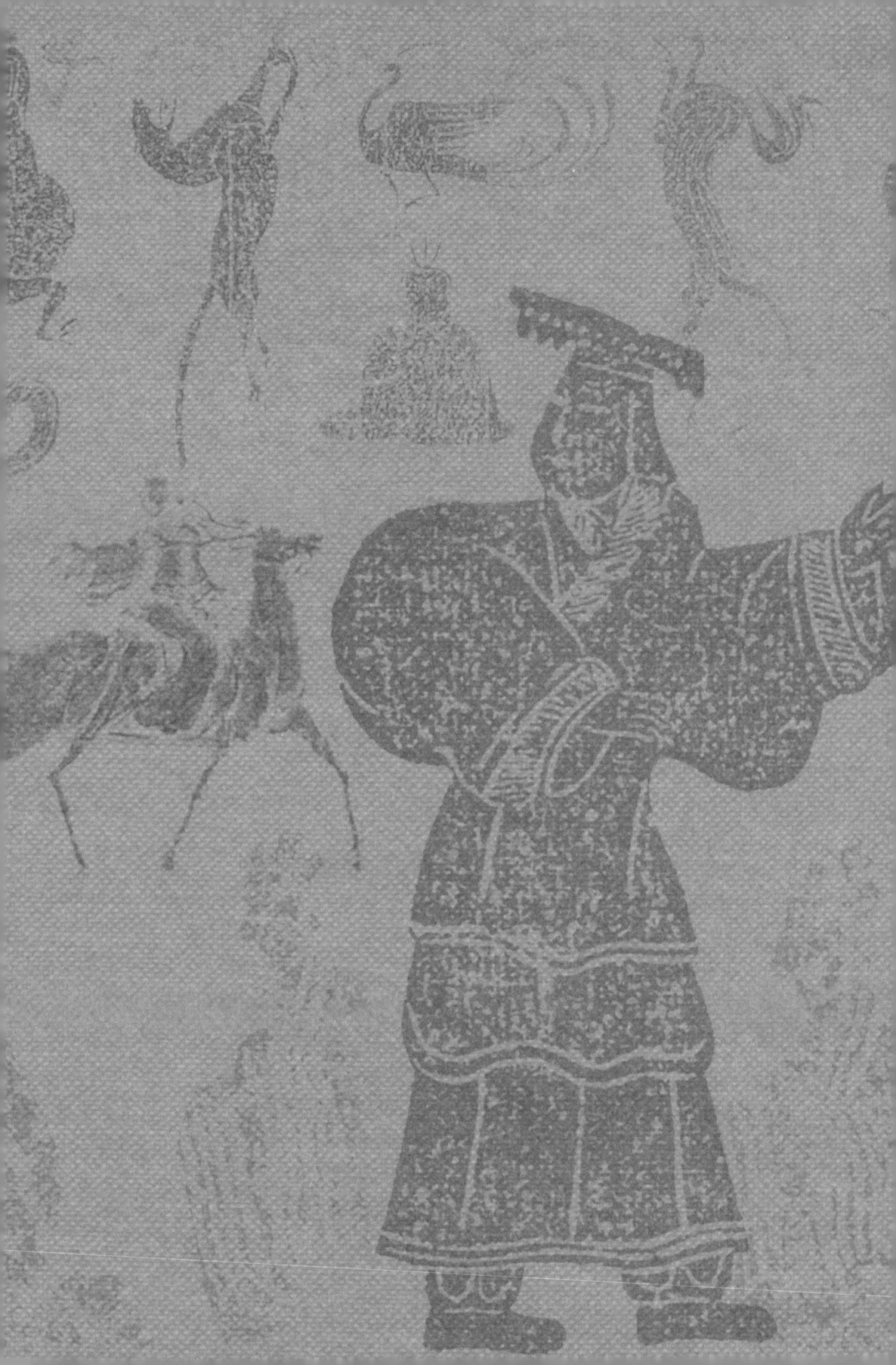

中国古医籍整理丛书

罗浩医书二种

清·罗　浩　著

王兴伊　干旦峰　王丽丽　校注

中国中医药出版社

·北　京·

图书在版编目（CIP）数据

罗浩医书二种/（清）罗浩著；王兴伊，干旦峰，王丽丽校注.
—北京：中国中医药出版社，2015.12
（中国古医籍整理丛书）
ISBN 978 - 7 - 5132 - 2808 - 4

Ⅰ. ①罗… Ⅱ. ①罗… ②王… ③干… ④王… Ⅲ. ①医经 -
中国 - 清代 ②脉学 - 中国 - 清代 Ⅳ. ①R22 ②R241.1

中国版本图书馆 CIP 数据核字（2015）第 252239 号

中国中医药出版社出版
北京市朝阳区北三环东路 28 号易亨大厦 16 层
邮政编码 100013
传真 010 64405750
三河市鑫金马印装有限公司印刷
各地新华书店经销
*
开本 710×1000 1/16 印张 9.75 字数 52 千字
2015 年 12 月第 1 版 2015 年 12 月第 1 次印刷
书 号 ISBN 978 - 7 - 5132 - 2808 - 4
*
定价 29.00 元
网址 www.cptcm.com

国家中医药管理局
中医药古籍保护与利用能力建设项目
组织工作委员会

项目专家组

顾　问	马继兴	张灿玾	李经纬	
组　长	余瀛鳌			
成　员	李致忠	钱超尘	段逸山	严世芸	鲁兆麟
	郑金生	林端宜	欧阳兵	高文柱	柳长华
	王振国	王旭东	崔　蒙	严季澜	黄龙祥
	陈勇毅	张志清			

项目办公室（组织工作委员会办公室）

主　任	王振国	王思成		
副主任	王振宇	刘群峰	陈榕虎	杨振宁	朱毓梅
	刘更生	华中健			
成　员	陈丽娜	邱岳	王庆	王鹏	王春燕
	郭瑞华	宋咏梅	周扬	范磊	张永泰
	罗海鹰	王爽	王捷	贺晓路	熊智波
秘　书	张丰聪				

前言

中医药古籍是传承中华优秀文化的重要载体，也是中医学传承数千年的知识宝库，凝聚着中华民族特有的精神价值、思维方法、生命理论和医疗经验，不仅对于传承中医学术具有重要的历史价值，更是现代中医药科技创新和学术进步的源头和根基。保护和利用好中医药古籍，是弘扬中国优秀传统文化、传承中医学术的必由之路，事关中医药事业发展全局。

1949 年以来，在政府的大力支持和推动下，开展了系统的中医药古籍整理研究。1958 年，国务院科学规划委员会古籍整理出版规划小组在北京成立，负责指导全国的古籍整理出版工作。1982 年，国务院古籍整理出版规划小组召开全国古籍整理出版规划会议，制定了《古籍整理出版规划（1982—1990）》，卫生部先后下达了两批 200 余种中医古籍整理任务，掀起了中医古籍整理研究的新高潮，对中医文化与学术的弘扬、传承和发展，发挥了极其重要的作用，产生了不可估量的深远影响。

2007 年《国务院办公厅关于进一步加强古籍保护工作的意见》明确提出进一步加强古籍整理、出版和研究利用，以及

"保护为主、抢救第一、合理利用、加强管理"的方针。2009年《国务院关于扶持和促进中医药事业发展的若干意见》指出,要"开展中医药古籍普查登记,建立综合信息数据库和珍贵古籍名录,加强整理、出版、研究和利用"。《中医药创新发展规划纲要(2006—2020)》强调继承与创新并重,推动中医药传承与创新发展。

2003～2010年,国家财政多次立项支持中国中医科学院开展针对性中医药古籍抢救保护工作,在中国中医科学院图书馆设立全国唯一的行业古籍保护中心,影印抢救濒危珍本、孤本中医古籍1640余种;整理发布《中国中医古籍总目》;遴选351种孤本收入《中医古籍孤本大全》影印出版;开展了海外中医古籍目录调研和孤本回归工作,收集了11个国家和2个地区137个图书馆的240余种书目,基本摸清流失海外的中医古籍现状,确定国内失传的中医药古籍共有220种,复制出版海外所藏中医药古籍133种。2010年,国家财政部、国家中医药管理局设立"中医药古籍保护与利用能力建设项目",资助整理400余种中医药古籍,并着眼于加强中医药古籍保护和研究机构建设,培养中医古籍整理研究的后备人才,全面提高中医药古籍保护与利用能力。

在此,国家中医药管理局成立了中医药古籍保护和利用专家组和项目办公室,专家组负责项目指导、咨询、质量把关,项目办公室负责实施过程的统筹协调。专家组成员对古籍整理研究具有丰富的经验,有的专家从事古籍整理研究长达70余年,深知中医药古籍整理研究的重要性、艰巨性与复杂性,履行职责认真务实。专家组从书目确定、版本选择、点校、注释等各方面,为项目实施提供了强有力的专业指导。老一辈专家的学术水平和智慧，是项目成功的重要保证。项目承担单位山东中医药大学、南京中医药大学、上海中医药大学、福建中医药大学、浙江省中医药研究院、陕西省中医药研究院、河南省中医药研究院、辽宁中医药大学、成都中医药大学及所在省市中医药管理部门精心组织，充分发挥区域间互补协作的优势，并得到承担项目出版工作的中国中医药出版社大力配合，全面推进中医药古籍保护与利用网络体系的构建和人才队伍建设，使一批有志于中医学术传承与古籍整理工作的人才凝聚在一起，研究队伍日益壮大，研究水平不断提高。

本着"抢救、保护、发掘、利用"的理念，该项目重点选择近60年未曾出版的重要古医籍，综合考虑所选古籍的保护价值、学术价值和实用价值。400余种中医药古籍涵盖了医经、基础理论、诊法、伤寒金匮、温病、本草、方书、内科、外科、女科、儿科、伤科、眼科、咽喉口齿、针灸推拿、养生、医案医话医论、医史、临证综合等门类，跨越唐、宋、金元、明以迄清末。全部古籍均按照项目办公室组织完成的行业标准《中医古籍整理规范》及《中医药古籍整理细则》进行整理校注，绝大多数中医药古籍是第一次校注出版，一批孤本、稿本、抄本更是首次整理面世。对一些重要学术问题的研究成果，则集中收录于各书的"校注说明"或"校注后记"中。

"既出书又出人"是本项目追求的目标。近年来，中医药古籍整理工作形势严峻，老一辈逐渐退出，新一代普遍存在整理研究古籍的经验不足、专业思想不坚定等问题，使中医古籍整理面临人才流失严重、青黄不接的局面。通过本项目实施，搭建平台，完善机制，培养队伍，提升能力，经过近5年的建设，锻炼了一批优秀人才，老中青三代齐聚一堂，有效地稳定了研究队伍，为中医药古籍整理工作的开展和中医文化与学术的传承提供必备的知识和人才储备。

本项目的实施与《中国古医籍整理丛书》的出版，对于加强中医药古籍文献研究队伍建设、建立古籍研究平台，提高古籍整理水平均具有积极的推动作用，对弘扬我国优秀传统文化，推进中医药继承创新，进一步发挥中医药服务民众的养生保健与防病治病作用将产生深远影响。

第九届、第十届全国人大常委会副委员长许嘉璐先生，国家卫生计生委副主任、国家中医药管理局局长、中华中医药学会会长王国强先生，我国著名医史文献专家、中国中医科学院马继兴先生在百忙之中为丛书作序，我们深表敬意和感谢。

由于参与校注整理工作的人员较多，水平不一，诸多方面尚未臻完善，希望专家、读者不吝赐教。

国家中医药管理局中医药古籍保护与利用能力建设项目办公室

二〇一四年十二月

许 序

"中医"之名立，迄今不逾百年，所以冠以"中"字者，以别于"洋"与"西"也。慎思之，明辨之，斯名之出，无奈耳，或亦时人不甘泯没而特标其犹在之举也。

前此，祖传医术（今世方称为"学"）绵延数千载，救民无数；华夏屡遭时疫，皆仰之以度困厄。中华民族之未如印第安遭染殖民者所携疾病而族灭者，中医之功也。

医兴则国兴，国强则医强。百年运衰，岂但国土肢解，五千年文明亦不得全，非遭泯灭，即蒙冤扭曲。西方医学以其捷便速效，始则为传教之利器，继则以"科学"之冕畅行于中华。中医虽为内外所夹击，斥之为蒙昧，为伪医，然四亿同胞衣食不保，得获西医之益者甚寡，中医犹为人民之所赖。虽然，中国医学日益陵替，乃不可免，势使之然也。呜呼！覆巢之下安有完卵？

嗣后，国家新生，中医旋即得以重振，与西医并举，探寻结合之路。今也，中华诸多文化，自民俗、礼仪、工艺、戏曲、历史、文学，以至伦理、信仰，皆渐复起，中国医学之兴乃属必然。

迄今中医犹为国家医疗系统之辅，城市尤甚。何哉？盖一则西医赖声、光、电技术而于20世纪发展极速，中医则难见其进。二则国人惊羡西医之"立竿见影"，遂以为其事事胜于中医。然西医已自觉将入绝境：其若干医法正负效应相若，甚或负远逾于正；研究医理者，渐知人乃一整体，心、身非如中世纪所认定为二对立物，且人体亦非宇宙之中心，仅为其一小单位，与宇宙万象万物息息相关。认识至此，其已向中国医学之理念"靠拢"矣，虽彼未必知中国医学何如也。唯其不知中国医理何如，纯由其实践而有所悟，益以证中国之认识人体不为伪，亦不为玄虚。然国人知此趋向者，几人？

国医欲再现宋明清高峰，成国中主流医学，则一须继承，一须创新。继承则必深研原典，激清汰浊，复吸纳西医及我藏、蒙、维、回、苗、彝诸民族医术之精华；创新之道，在于今之科技，既用其器，亦参照其道，反思己之医理，审问之，笃行之，深化之，普及之，于普及中认知人体及环境古今之异，以建成当代国医理论。欲达于斯境，或需百年欤？予恐西医既已醒悟，若加力吸收中医精粹，促中医西医深度结合，形成21世纪之新医学，届时"制高点"将在何方？国人于此转折之机，能不忧虑而奋力乎？

予所谓深研之原典，非指一二习见之书、千古权威之作；就医界整体言之，所传所承自应为医籍之全部。盖后世名医所著，乃其秉诸前人所述，总结终生行医用药经验所得，自当已成今世、后世之要籍。

盛世修典，信然。盖典籍得修，方可言传言承。虽前此50余载已启医籍整理、出版之役，惜旋即中辍。阅20载再兴整理、出版之潮，世所罕见之要籍千余部陆续问世，洋洋大观。

今复有"中医药古籍保护与利用能力建设"之工程，集九省市专家，历经五载，董理出版自唐迄清医籍，都400余种，凡中医之基础医理、伤寒、温病及各科诊治、医案医话、推拿本草，俱涵盖之。

噫！璐既知此，能不胜其悦乎？汇集刻印医籍，自古有之，然孰与今世之盛且精也！自今而后，中国医家及患者，得览斯典，当于前人益敬而畏之矣。中华民族之屡经灾难而益蕃，乃至未来之永续，端赖之也，自今以往岂可不后出转精乎？典籍既蜂出矣，余则有望于来者。

谨序。

第九届、十届全国人大常委会副委员长

许嘉璐

二〇一四年冬

王 序

中医学是中华民族在长期生产生活实践中，在与疾病作斗争中逐步形成并不断丰富发展的医学科学，是中国古代科学的瑰宝，为中华民族的繁衍昌盛作出了巨大贡献，对世界文明进步产生了积极影响。时至今日，中医学作为我国医学的特色和重要医药卫生资源，与西医学相互补充、相互促进、协调发展，共同担负着维护和促进人民健康的任务，已成为我国医药卫生事业的重要特征和显著优势。

中医药古籍在存世的中华古籍中占有相当重要的比重，不仅是中医学术传承数千年最为重要的知识载体，也是中医为中华民族繁衍昌盛发挥重要作用的历史见证。中医药典籍不仅承载着中医的学术经验，而且蕴含着中华民族优秀的思想文化，凝聚着中华民族的聪明智慧，是祖先留给我们的宝贵物质财富和精神财富。加强对中医药古籍的保护与利用，既是中医学发展的需要，也是传承中华文化的迫切要求，更是历史赋予我们的责任。

2010 年，国家中医药管理局启动了中医药古籍保护与利用能力建设项目。这既是传承中医药的重要工程，也是弘扬优秀民族文化的重要举措，不仅能够全面推进中医药的有效继承和创新发展，为维护人民健康做出贡献，也能够彰显中华民族的璀璨文化，为实现中华民族伟大复兴的中国梦作出贡献。

相信这项工作一定能造福当今，嘉惠后世，福泽绵长。

国家卫生与计划生育委员会副主任

国家中医药管理局局长

中华中医药学会会长

王国强

二〇一四年十二月

王序

二

马 序

新中国成立以来，党和国家高度重视中医药事业发展，重视古籍的保护、整理和研究工作。自 1958 年始，国务院先后成立了三届古籍整理出版规划小组，分别由齐燕铭、李一氓、匡亚明担任组长，主持制订了《整理和出版古籍十年规划（1962—1972）》《古籍整理出版规划（1982—1990）》《中国古籍整理出版十年规划和"八五"计划（1991—2000）》等，而第三次规划中医药古籍整理即纳入其中。1982 年 9 月，卫生部下发《1982—1990 年中医古籍整理出版规划》，1983 年 1 月，中医古籍整理出版办公室正式成立，保证了中医古籍整理出版规划的实施。2002 年 2 月，《国家古籍整理出版"十五"（2001—2005）重点规划》经新闻出版署和全国古籍整理出版规划领导小组批准，颁布实施。其后，又陆续制定了国家古籍整理出版"十一五"和"十二五"重点规划。国家财政多次立项支持中国中医科学院开展针对性中医药古籍抢救保护工作，文化部在中国中医科学院图书馆专门设立全国唯一的行业古籍保护中心，国家先后投入中医药古籍保护专项经费超过 3000 万元，影印抢救濒危珍、善、孤本中医古籍 1640 余种，开展了海外中医古籍目录调研和孤本回归工作。2010 年，国家财政部、国家中医药管理局安排国家公共卫生专项资金，设立了"中医药古籍保护与利用能力建设项目"，这是继 1982～1986 年第一批、第二批重要中医药古籍整理之后的又一次大规模古籍整理工程，重点整理新中国成立后未曾出版的重要古籍，目标是形成并普及规范的通行本、传世本。

为保证项目的顺利实施，项目组特别成立了专家组，承担咨询和技术指导，以及古籍出版之前的审定工作。专家组中的许多成员虽逾古稀之年，但老骥伏枥，孜孜不倦，不仅对项目进行宏观指导和质量把关，更重要的是通过古籍整理，以老带新，言传身教，培养一批中医药古籍整理研究的后备人才，促进了中医药古籍保护和研究机构建设，全面提升了我国中医药古籍保护与利用能力。

作为项目组顾问之一，我深感中医药古籍保护、抢救与整理工作的重要性和紧迫性，也深知传承中医药古籍整理经验任重而道远。令人欣慰的是，在项目实施过程中，我看到了老中青三代的紧密衔接，看到了大家的坚持和努力，看到了年轻一代的成长。相信中医药古籍整理工作的将来会越来越好，中医药学的发展会越来越好。

欣喜之余，以是为序。

中国中医科学院研究员

马继兴

二〇一四年十二月

总目录

医 经 余 论

校注说明

　　《医经余论》作者罗浩（1760—1830），字养斋，清代乾嘉道光时期医家。祖籍安徽歙县，乾隆二十五年（1760）出生于海州（今属江苏连云港），中年客居扬州，道光十年（1830）卒于扬州，享年71岁。罗浩博闻广记，遍览群书，娴于文史，深研医药，精于医术。其著述颇丰，著有《医经余论》《诊家索隐》传于世，另著《药性医方辨》《古脉索隐》《脉表》《医学参中》《医书总录》《医书题解录》，惜未传世。嘉庆年间中书令程元吉亦同罗浩，祖籍徽歙，旅居扬州，因父病危，乞罗医治。经罗多日细调，诸症悉平，为感至恩，程元吉在《医经余论》后跋中详述治愈经过，可证罗浩医术之精湛。

　　《医经余论》的儒学、医理功底俱深，赢得清代著名学者焦循的赞叹，推崇备至，亲手书序，有曰："若此者，皆以通儒治经之法用以治医经，开从来医家未有之径。学者由是充之，而医之术明，而医之道亦由是而尊。"对罗浩24则医论赞曰："至著述之真伪浅深，师传之雅俗高下，读书之通达精博，诊脉之阴阳表里，治病之缓急分合，用药之轻重增减，无不造于微。"故而推崇罗浩为"洵后学之津梁也"。另外书后附有30首评议历代医家的七绝诗歌，亦归纳精炼，评议公允，韵语清丽，格调高雅。此书刻于嘉庆十七年（1812）。

　　《医经余论》的版本现有：①清嘉庆十七年壬申（1812）刻本，简称嘉庆本，上海中医药大学图书馆馆藏。②清代抄本，简称清抄本，上海中医药大学图书馆馆藏。③线装本，乃著名学者耿鉴庭影印嘉庆本，由江苏广陵古籍刻印社1989年出版，简称广陵本。此次校勘，以嘉庆本为底本，以清抄本为主校本，以广陵本为参校本。

本次整理的基本原则如下：

1. 采用现代标点方法进行重新句读。校注稿中将指代方位之"左""右"一律改为"上""下"。

2. 凡繁体字，均改为规范简化字。

3. 凡因写刻致误的明显错别字予以径改，不出校。

4. 凡异体字、古字径改，不出校，但书后附有异体字、古字对照表。通假字一律保留，并出校说明。

5. 凡模糊不清、难以辨认的文字，以虚阙号（□）按所脱字数补入，并在校记中注明"某书作某"。

6. 嘉庆本与清抄本、广陵本出现的异文，嘉庆本是，清抄本、广陵本非者，均不出注；嘉庆本非，清抄本、广陵本是者，出注；嘉庆本无，清抄本、广陵本有者，亦出注；嘉庆本非，清抄本、广陵本亦非者，出注。

7. 对个别冷僻字词加以注音和释义。

8. 嘉庆本中"医经余论"下有"新安罗浩养斋甫著"，今一并删除。

序

　　自赵宋人删改六经，其害遂及于医。张景岳之《类经》，犹不过学究家之兔园册①。至喻嘉言改"秋伤于湿"为"秋伤于燥"，改"里有寒外有热"为"里有热外有寒"；方中行、程郊倩之流，移易本文，无知妄作，而医学乃紊矣。吾友罗君浩，字养斋，幼与凌仲子②同居海州③，涉猎经史，能博览，善为歌诗，而兼通于医。病市医不读书，间有读书，又苦师承无其人，撰《医经余论》若干篇，开发聋聩，俾知古人之学不致囿于俗。其论《素问》，以经证经。《阴阳别论》称"不得隐曲"，说者多不得其解，今以《风论》及《至真要大论》并称"隐曲不利"，贯而通之，知"隐曲"二字指男子前阴，故下特举"女子不月"以别之。《阴阳应象大论》："按尺寸，观沉浮滑涩而知病所生。以治无过，以诊则不失矣。"王太仆读"无过以诊"为句，以《甲乙经》证之，则"以治无过"为句，"以诊则不失矣"为句。其论《金匮》，以水症"气冲咽④，状如炙肉"证妇人咽中有炙脔，为有形之邪阻无形之气。以"咳则其脉弦⑤"与"弦则卫气不行"，知"肺饮不弦"，"肺饮"二字句，谓肺

---

　　① 兔园册：本是唐·李恽所编，以汉·梁孝王的兔园名其书。后泛指学校俚儒教田夫牧子诵读的书，内容多属浅近。

　　② 凌仲子：凌廷堪，字仲子。清代乾嘉时期著名学者，于学无所不窥，尤精礼学。

　　③ 海州：今江苏省连云港市海州区。

　　④ 气冲咽：《金匮要略·水气病脉证并治》作"气上冲咽"。

　　⑤ 咳则其脉弦：《金匮要略·痰饮咳嗽病脉证并治》作"咳家其脉弦"。

饮之轻者，有不弦但短气而不咳。其弦则卫气不行而咳矣，则重矣，非谓肺饮无弦脉也。其论本草，以《神农经》为主，而证以南阳之方，以薏苡①主筋急拘挛，故《金匮》"胸痹缓急者主之"，用以健脾利湿则失其义；柴胡主心腹肠胃中结气，饮食积聚，寒热邪气，知其性行太阴阳明中土，出于太阳之标，故《伤寒论》阳明潮热，胸胁满不去，伤寒阳脉涩，阴脉弦，腹中急痛，皆以柴胡主之，非仅入少阳。若此者，皆以通儒治经之法，用以治医经，开从来医家未有之径。学者由是允之，而医之术明，而医之道亦由是而尊。至著述之真伪浅深，师传之雅俗高下，读书之通达精博，诊脉之阴阳表里，治病之缓急分合，用药之轻重增减，无不造于微。辨四大家之张为戴人而非南阳，尤为特识。语简而该，篇约而当，洵后学之津梁也。爱其书，序而暴②之。

嘉庆壬申冬十月望江都焦循③书于半九书塾④之蜜梅花馆

---

① 薏苡：清抄本后有"仁"字。

② 暴（pù 铺）：本义为晒，这里引申为公开。

③ 焦循：江苏扬州黄珏人，清代乾嘉时期著名学者，长于经学、算学，亦精医理，辑有《吴氏本草》一卷。将自家老屋命名为"半九书塾"，庭院内有黄梅一株，乃焦循曾祖手植，围以墙垣，名"蜜梅花馆"。

④ 塾：原作"熟"，清抄本、广陵本均作"塾"，据改正。

《医经余论》书后

　　家伊川先生①云："事亲者不可不知医。"每念斯语，为之汗下也。余以老父春秋高，乞归养。壬申之春，随侍渡江，遍览金焦②诸胜，归寓邗上③，流连数月。老父忽遘④痰疾，目眩肢软，哕逆，势甚盛，自恨不知医理，特延吾友养斋罗君诊视。君断曰：此虚寒类中之病，非火非风。先攻有形之痰，后补无形之气，法不可以稍紊。初服二陈及三子养亲汤，佐以沉香诸品，十余贴后气平哕止。君拟加参附。时方溽暑⑤，余惧不敢进。君促曰：用药如用兵，进退迟速只争些子⑥。今大肠闭结久，急宜温通助气，法不可以稍缓。药进，翌日便通，他症不增亦不减，再服如初。余请易前方，君解曰：温药病不增即是减，只此一方可服百帖，法不可以朝更而夕改。久之，脾胃大强，精神渐旺，而诸症悉平。噫！此非君洞见垣一方⑦不能有此胆，亦非余信君之深不敢直从其说。信乎治病之难！诊家与主家宜各持其神明而不乱也，不然，岂不如

---

　　① 家伊川先生：北宋理学家、教育家程颐，洛阳伊川人，人称伊川先生，著有《程颐文集》《河南二程全书》等。家，因该文作者程元吉与程颐同姓为本家，故称。

　　② 金焦：金山与焦山的合称。两山都在今江苏镇江。

　　③ 邗（hán 寒）上：古地名，今属江苏扬州邗江区。

　　④ 遘（gòu 构）：遭遇。

　　⑤ 溽暑：指盛夏气候潮湿闷热。

　　⑥ 些子：亦作"些仔"，少许。

　　⑦ 洞见垣一方：语本《史记·扁鹊仓公列传》"视见垣一方人"，喻诊疗之术高超。

刘后村①所云"医杂人争试一方②"耶？世之不择医而延，与延而不信，信而不专，以及临时翻本草、阅方书，不辨药材真伪，妄自增减分量者，可以惧矣。兹余复来邗上，以方请更定，君出所撰《医经余论》，索余序。余方愧为人子，何敢序君书。伏而诵之，盖荟萃数百部之菁华，上下二千年之运气。抉之精，语之详，所以阐发前人之蕴而昭示来许③者，甚苦心劳意，然后叹用功深者收效远，宜乎临症能沉几果断，锐入毫芒，耿耿焉，具有元精贯其中。生平磊落奇侅④，耻诡随于俗，有不合辄掉臂去，譬之上清真仙，餐云霞而饮沆瀣，下视尘寰皆五浊⑤垢，不止嫌元规污人⑥矣。呜呼，君挟济世之怀，不得已著一书，以发聋振聩。仁人之言，其利溥哉⑦！然而君岂但以医传者哉？至其以通人说经，引断确凿，实事求是，理堂焦孝廉⑧已服其渊奥。焦君博学嗜古，著述等身，亦通医，与君为莫逆交，宜甚爱而传之，亟期于寿民而活俗也。余复何言，姑以余之拜德⑨于君者还

---

① 刘后村：即南宋诗词家刘克庄，字潜夫，号后村。

② 医杂人争试一方：见于刘克庄诗《哭梁运管》。

③ 来许：后辈。

④ 奇侅（jīgāi 机该）：非常。《说文·人部》："侅，奇侅，非常也。"

⑤ 五浊：佛家用语，即劫浊、见浊、烦恼浊、众生浊、命浊。具有此5种恶劣生存状态，谓之"五浊恶世"。

⑥ 元规污人：典出《晋书·王导传》。东晋庾亮，字元规，以国舅身份历仕三朝，一时权倾朝野，人多趋附。王导忿忿不平，遇西风尘起，辄举扇拂之曰：元规尘污人。此指尘污。

⑦ 仁人之言，其利溥（pǔ 普）哉：《左传·昭公三年》作"仁人之言，其利博哉"，溥、博皆有广大之义。

⑧ 理堂焦孝廉：即焦循，字理堂。事双亲以孝闻，故也称孝廉。

⑨ 拜德：拜谢恩德。

质之君，以为医案也可。

嘉庆壬申十二月既望古歙程元吉①拜书于广陵②之寓斋

---

① 程元吉，字文中，号蔼人，清嘉庆十年进士，历任内阁中书、翰林院编修。
② 广陵：即今扬州。

目 录

论师道

　　尝读《气交变大论篇》，岐伯曰："先师传之，臣虽不敏，往闻其旨。"帝曰："得其人不教，是谓失道；传非其人，慢泄天宝。"诚以医系人之生死，圣人为之郑重。雷公年幼，解而未能别，别而未能明，岂粗工所能事耶？是知非得其人，则其道不可轻传，而得其道，必有师承之学，如《史记》所载，《医林列传》所详。历代名人医学渊源皆有所自①。南阳为医中之圣，尚师其同郡张伯祖。至张洁古传李东垣，李东垣传王海藏，其尤为显著者也。盖古今医书甚繁，错综不一。论症则攻补分途，论药则寒温异性。逞才②者多臆说，嗜古者少变通。似是实非，以奇为正。所赖为之师者，阅历既久，学问宏深，讨论已精，泾渭自判，方可指示上乘法门而不为歧途所惑也。况医以济人为志，仁者之端，察理之明，智者之事，非通儒不能成其业，非参悟不能穷其微。许允宗③云：博极而心灵自启，思深而神鬼将通。果能入圣超凡，将岐黄之堂可升矣，岂第青出于蓝已哉？

---

① 自：由来。
② 逞才：谓纵情施展才能。
③ 许允宗：即唐代医家许胤宗，因避清代雍正胤禛名讳而改为"允"。

论读书

古今医书，汗牛充栋。或矜一得之长，或为沽名之具，其书未必尽善，学者亦难博求。然其中果有精义，则不容以不阅矣。然读医书者，每有四病：一在于畏难。《内》《难》经为医书之祖，而《内》《难》经之理，精妙入神，则舍去而览易解之方书，以求速于自见。即读《内经》，或取删节之本，文义不贯；或守一家之说，至道难明，其病一也。一在于浅尝。略观书之大意，自负理明，不知医道至微至奥，前贤之书，阐明其理，博大精深，不独义非肤廓①，即其辞亦古茂，若草率以观，既不能识其精妙，且误记误会，遂有毫厘千里之失，其病二也。一在于笃嗜古人，不知通变，执《伤寒》《金匮》之说，不得随时应变之方，不考古今病情之异，胶柱鼓瑟，以为吾能法古，治之不愈，即咎古人之欺我也。甚至读张子和书而用大攻大伐，读薛立斋书而用大温大补，不知二公南北殊途，施治各异，且其著书之意，亦不过指示后人见证之有宜大攻大伐、大温大补者，非以此即可概天下病也。乃不能深求其意而妄守之，其病三也。一在于不能持择。广览群书，胸无定见，遇症即茫然莫之适从。寒热温凉之见，交横于前；迟疑恐惧之心，一时莫定。甚至用不经之语，以为有据，而至当不易之理，反致相遗②。其误人若此，其病四也。有此四病，则医书读与不读等。然不

---

① 肤廓：谓文辞空泛而不切实际。

② 遗：原为"遣"，据上下文意改。

读书其心必虚，尚可即病以推求；读书者自必言大而夸，据书以为治，而害人之患伊于胡底①矣！可不惧哉？

---

① 伊于胡底：谓不知将弄到什么地步为止，不堪设想的意思。语见《诗经·小雅·小旻》。

《内经》

　　《内经》十八卷，载于汉《艺文志》。而《素问》之名，始见于仲景《伤寒论序》。王叔和《脉经》、皇甫谧《甲乙经》，隋《经籍志》，皆载其名，其来古矣。但书为君臣问答之辞，不类都俞吁咈①，有疑其为伪者。不知《素问》始言养生之道，继论脏腑经络，明受病之源，终详治病之法，实古圣人仁政之一端。广博施济众之意，欲使庶民咸知，故体不类于训诂②。代革年移，不免舛讹脱略。王太仆注《经》，少为改订，加字皆朱书其文，见于自叙。自宋镂板以后，漫③无分别，而原本不可复识矣。然其文简意博，理奥趣深，历代名医，无不以为宗主。盖执方以治病，或今古有殊途；穷理以治病，则千秋无二致也。始则有隋全元起《注》，其本至宋犹存。今传者王氏所注最古，后贤续注，瑕瑜互见，在读者择而取之。至《灵枢》之名，始于王氏，谓合《素问》《九卷》为《内经》十八卷。宋·林亿等《校正》云：皇甫谧名为《针经》，隋《经籍志》谓之《九灵》。考唐《艺文志》有《灵宝注黄帝九灵经》十二卷，宋《艺文志》《黄帝灵枢经》九卷《针经》九卷，是《针经》与

罗浩医书二种———一六

----

　　① 都俞吁咈：又谓"吁咈都俞"，本以表示尧、舜、禹等讨论政事时发言的语气，后用以赞美君臣间论政之和洽。都，赞美。俞，同意。吁，不同意。咈，反对。

　　② 诂：清抄本作"诂"。

　　③ 漫：模糊。指王冰注本的朱墨兼书已模糊不清。

《灵枢》，判然①为二，而《九灵》即《灵枢》亦不可考。或以其文多同于《甲乙经》，以为王氏伪作，托之古圣，迨因至宋绍兴②中史崧进呈，其书始彰，故为此说，究未可执为定论也。

---

① 判然：分明貌。
② 宋绍兴：即南宋绍兴年间。绍兴，宋高宗赵构的年号。

《素问注》

《素问》始有全元起《训解》，不传。今所传者，王太仆《注本》最古。王氏历十二年始成此书。自序云："于郭子斋堂得先师张公秘本，文字昭晰，义理环周，一以参详，群疑冰释。"可谓善矣。然其中疏略讹舛者不免，无怪后人多臆说也。《素问》为古圣之经，非穷经之精者不能识其蕴义。如《阴阳别论》："二阳之病发心脾，有不得隐曲，女子不月。"诸家解"隐曲"未当。本篇末云："三阳三阴俱搏，心腹满，发尽，不得隐曲。"又《风论》："肾风隐曲不利。"《至真要大论》："太阳之胜，阴中乃疡，隐曲不利。"合观之，知其指男子前阴而言，故下特提"女子不月"以别之，此以经证经而得其义也。《移精变气论》："古之治病，惟其移精变气，祝由而已。"其下论今人与古人不同，"故祝由不能已也"。"祝由"旧注皆与此处文义不合。陈定宇①引《左传》韦注②："祝，断也。谓断其治病之由也。"按《谷梁传》云："祝发文身。""祝"即断字之义，如受风寒则避风寒之类，与经文下所云始合，此旁证之而得其解也。《阴阳应象大论》："按尺寸，观浮沉滑涩而知病所生，以治无过，以诊则不失矣。"王注以"无过以诊"为句。按《甲乙经》作："知病所在，以治则无过，以诊则不失矣。"以"无过"二字属上"以治"，则知经文以"而知病所生"为

---

① 陈定宇：即陈栎，号定宇，宋末元初的理学家。

② 《左传》韦注：据文意当为《国语》韦昭注。韦昭，三国时期吴国的文学家、史学家，注《孝经》《论语》《国语》。

句，此证之他经而句读与义皆明也。由此类推，穷经者当如是矣。再《经》中论三阴三阳，原有两义：一以六经合五脏为言，一以五脏合五行配四时为言。故全书中前后不同，细玩自知。其《新校正》引全注及《甲乙经》与《太素》，尤可证也。此皆注者所未能详也。至黄元御谓南政只二，北政有八①，天道既东西对待，焉得南北有差。自卯以后天道渐南，以南政统之；自酉以后，天道渐北，以北政统之。变置经文，独逞妄见，较吴氏、高氏之改更，尤为大误，实未窥古圣之堂奥②，不识儒者之训诂矣。

---

① 南政只二北政有八：运气学说，五运之中，以土为君，故甲己之岁，土运为君。君居南面而施政，谓之南政。其他乙、丙、丁、戊、庚、辛、壬、癸八干之年，君居臣位，北面而朝，谓之北政。十年之中，二年南政，八年北政。

② 堂奥：喻深奥的义理。

《伤寒论》《金匮要略》

治病之法，见于《内经》。立方之祖，则《伤寒论》《金匮要略》是也。观仲景《伤寒论叙》云云，知其方悉本之古书，非其自撰，但名曰《伤寒杂病论》，知非独论伤寒也。考隋《经籍志》"《张仲景方》十五卷"，唐《艺文志》"《张仲景方》十五卷、《伤寒卒病论》十卷"，宋《艺文志》"仲景《伤寒论》十卷、《金匮要略》三卷"。隋、唐《志》无"金匮"之名，至宋始著，似其与《伤寒》本为一书，而王洙①较②书始分之耳。自明之注《伤寒》者，谓其次序为叔和所辑，阴阳颠倒，前后乖错，遂以己意更订。抑知叔和诚误，而后人臆说，果尽合于南阳原本耶？况《伤寒》一书，半为救误而设，但知此证即用此方，证少③变方亦少变，方与证不容假借。即得古人用药之意，而穿凿附会者皆失之矣。《金匮要略》为治杂病祖方，其中残缺尤多，或有证而无方，或有方名而无方，或字句舛讹，或文意不贯，读者当深求其义，又不可拘泥其辞。自赵以德后，注者十余家，其近理者取之，不近理者舍之。取舍之间，以识为主。总之《伤寒》《金匮》，宋以前未曾刊刻，皆系传抄，校对不精，一误再误，遂至原本莫考。第仲景所著之书，见之于史，尚有九种，今不复传，故既为此书惜，又为此书幸也。

---

① 王洙：宋代翰林学士，于馆阁蠹简中发现仲景《金匮玉函要略方》三卷，《金匮要略》始传于世。

② 较：通"校"。

③ 少：稍。

《金匮注》

　　《金匮要略》本非完书，然治杂病之祖方赖此以传。读者果能融会其辞，旁通其理，法无不备，故历代名医无不宗之。而唐宋注者不传，传者自明·赵以德始。后之注者甚夥①，非失之浅陋，即伤于附会。而能抉精义，惟尤君在泾焉，然罅漏②所不免矣。予既取诸家之精者补之，又以己见所得者附之。有以参看而得者，"妇人咽中如有炙脔③"，合之水症"气冲咽，状如炙肉④"，知为有形之邪，阻无形之气也。用茯苓、半夏、厚朴治有形，生姜、苏叶散无形，一方具两用之妙矣。有以句读而得者，"肺饮，不弦，但苦喘短气⑤"，后云"咳则其脉弦⑥，为有水"。"水饮"一类，脉每相同，人多疑前后之文不合。细玩"肺饮，不弦"，"肺饮"二字作一顿，谓肺有饮而脉不弦，此饮之轻者，非肺饮之脉应不弦也。后云"咳而脉弦有水病"则重于前矣。更观第十四篇"弦则卫气不行"，自可见也。有深求字义而得者，水症脉有沉者亦有浮者，皆非死症。独第十一条云："水症脉出者死"。"出"乃自内达外，自下而上之义，玩上文乃知脉先沉而忽出也，为真气浮散之象，即伤寒脉暴出者死之理，不可作浮字解也。

----

①　夥（huǒ 火）：众多。
②　罅（xià 下）漏：疏漏。罅，缺漏。
③　妇人咽中如有炙脔：语见《金匮要略·妇人杂病脉证并治》。
④　气冲咽状如炙肉：语见《金匮要略·水气病脉证并治》。
⑤　肺饮……但苦喘短气：语见《金匮要略·痰饮咳嗽病脉证并治》。
⑥　咳则其脉弦：《金匮要略·痰饮咳嗽病脉证并治》作"咳家其脉弦"。

若此类者，计二十①余条，皆尤君所不及。徐洄溪序尤书，有"未必能尽此书之奥"之语，似有不满之意。余之补注，亦恐不免为他人所议也。

---

① 二十：清抄本作"十二"。

论读《伤寒论》

今时学医者有二病：一在于浅尝。略观方书药性，不究病情，不知法古，其失之陋，夫人而知之也，自无足论。而矫是弊者，又专求圣经贤论，自负高明，惜识不足副①，学无所传，太过之病与不及等，亦足以害人也。试即《伤寒论》一书，举其大略言之。《伤寒》方论，一病则立一方，方与症紧相对，病少变方亦从之而变。然有以一方而治数病者，其中有一定之理，而刻舟求剑、胶柱鼓瑟者不知也，其弊一也。其中有专为正治之方，专为救误之方，有正治之方又可为救误之方，用者不容假借。若漫不经意，则有鲁鱼亥豕②之误，其弊二也。古人文义有浅亦有深，有正叙间有倒补，若浅者以深视之，深者以浅忽之，正叙者反事多求，倒补者不知会悟，更有讹阙③者又不知别之，乃逞其一得之私，是以蠡测海④，以管窥天也，其弊三也。历代注解，精粗不同，智者亦有一失，愚者亦有一得，广求博采，有涉猎之识⑤，笃守一家，成坎蛙⑥之见，以致泾渭不分也，其弊四也。一南阳《伤寒论》，世本乃不全之书，何能

---

① 副：相称。
② 鲁鱼亥豕：指文字因形近而误写误读。
③ 阙：缺失。
④ 以蠡（lí里）测海：用瓢量海水。比喻以浅陋之见揣度事物。蠡，瓠瓢。
⑤ 识：清抄本作"机"。
⑥ 坎蛙：指井底之蛙，喻见识短浅。

概括众论？后贤之论，不可不观。其中邪正攸分，元黄①判别。执《伤寒》则失之隘，嗜众贤又失之繁。以《伤寒论》为根本，以众说为枝叶，不知由古以推今，安得以今而证古？其弊五也。略举五弊，为求圣经贤论者约言之，恐其转为浅尝者所笑也。质之高明，未卜②以为然否？

---

① 元黄：代指天地阴阳。"元"本为"玄"，避清帝讳而改。玄为天色，黄为地色。

② 卜：预料。

《神农本草》

治病之法，知宗《内经》者固少；用药之性，知宗《神农本经》者尤少。考《汉书·艺文志》，有《神农食禁方》，"食"一本作"药"，其书不传。张仲景《伤寒论叙》有《胎胪药录》一书，今亦不传，未知其中所载有《神农本经》否耶？《神农本草》之名，始于《甲乙经》。《神农本草》之书，著于梁《七录》。隋《经籍志》、唐《艺文志》均有《神农本草》若干卷。今所传三卷，载于《证类本草》，分上、中、下三品，与《素问》上、中、下三品之言相合，知其书非伪作也。自吴普以后，代有增加，人各异说。之才①举相反相畏之例，洁古有某药某经之言。李氏《纲目》②混乱滥收，失在博而不精；缪氏《经疏》③宜忌立说，失于泥而不活。以致偶用此药佐彼药以愈病，遂著此药之功，而不知实彼药之力。由是《神农本经》不彰，药之本性亦失矣。予尝谓业医于证治之法，固当博采群书，取其精华，去其糟粕，而用药尤当细审。以《神农本经》为主，识药性之专能，再阅诸名家之书，辨药性之兼治也。至于古今气运不同，南北地土各别。肉桂至唐始彰，人参④□□□□□□□□□国朝独健，附子多种出，茯苓非自生，海外之品流传中国者更以渐而多，是

---

① 之才：即徐之才，南北朝时期北齐医家，著有《药对》等书。
② 纲目：即李时珍的《本草纲目》。
③ 缪氏经疏：明代医家缪希雍，著《神农本草经疏》。
④ 人参：此下阙文九字。

又不可拘于古矣。然必其药为名人所用，其性则历试无疑，庶①可无误。褚氏云"屡用达药②"，知不可以造次矣。若采不得时，制不得法，而药肆以伪膺③真，害人非浅，尤为业医者所宜细察耳。

---

① 庶：差不多。
② 屡用达药：语见南齐医家褚澄的《褚氏遗书·辨书》。
③ 膺：据文义，当作"赝"。赝，伪造。

《神农本草经抄集注》序

药有一定之性，即有一定之用，《神农本经》所载是也。历代诸贤，各为增益，每致寒温相混，补泻殊途，本性既失，专功不显，而立异标新者，谓今之药非古之性。试思不识《本经》药性，又何以知古方妙用耶？薏苡仁，《本经》主筋急拘挛，不可屈伸，久风湿痹下气，故《金匮》"胸痹缓急者主之①"，今以为健脾利湿，是药之行经络者而以为脏腑用也。泽泻，主风寒湿痹，乳难，消水，久服耳目聪明，故《金匮》"心下有支饮，其人苦冒眩者主之②"，今以为专走肾经，是药之治上中焦者仅以之入下焦也。柴胡，主心腹肠胃中结气，饮食积聚，寒热邪气，是其性从太阴阳明中土出于太阳之标，故《伤寒论》"阳明病发潮热，胸胁满不去，独以小柴胡汤主之③"，"伤寒阳脉涩，阴脉弦，腹中急痛④"，亦以柴胡主之，正取其自内以达外，非仅以之入少阳一经也。如此之流，不可胜数。是欲识南阳用药之义，必于《本经》中求之。考前人注是书者，见于史籍，今多不传，后有论及者又鲜精义，惟张隐庵《本草崇原》、张石顽《本经逢原》、徐洄溪《神农本草百种经⑤》，颇能发明

---

① 胸痹缓急者主之：语见《金匮要略·胸痹心痛短气病脉证治》。
② 心下有支饮……主之：语见《金匮要略·痰饮咳嗽病脉证并治》。
③ 阳明病发……小柴胡汤主之：《伤寒论·辨阳明病脉证并治》作"阳明病，发潮热，大便溏，小便自可，胸胁满不去者，与小柴胡汤"。
④ 伤寒阳脉涩……腹中急痛：《伤寒论·辨太阳病脉证并治》作"伤寒，阳脉涩，阴脉弦，法当腹中急痛，先与小建中汤；不差者，小柴胡汤主之"。
⑤ 经：清抄本作"录"。

经旨。惜张氏之书杂入他药，徐君所辑药品无多，且各有得失，非会而参之不可。姜子味芸①来从予游，于穷②《内经》之暇，取《本经》药品常用者录之，采三家注之精者附后。其原文分上、中、下三品，一依《证类本草》。翻阅之下，深洽予心，名曰《神农本草经抄集注》，因为之叙。果能更取南阳之书，细为增注，则药之性益明，药之用益著，实神农功臣，医门矩范，所造者当不在古名人下也，予于味芸有厚望焉。

---

① 姜子味芸：即姜味芸，与作者罗浩同时期人，辑《神农本草经抄集注》，罗浩为其作序。
② 穷：深入钻研。

论诊脉

诊脉之道，古人三部九候，详于《内经》。仲景以前，推测之法，与《脉经》不合，后之诊者皆祖叔和，而古法失矣。然历代名家用之，其应如响，不妨从今而遗古。独是一证而见数脉，一脉而兼数证，或者谓执脉以求病，病反茫然莫识，鲜不误者。余以此论未尽然也。盖诊脉必参之证者则可，谓证不以脉为主者则不可也。《经》云"按尺寸，观浮沉滑涩，而知病所生①"；又云"能合色脉，可以万全②"；又云"治之要极，无失色脉③"。是虽不及《脉经》之详究，未尝不以脉为重，况仓公之所胜人者皆在诊哉！使以症为本，以脉为末，其大实有羸状，大虚有盛候，阴盛格阳，阳盛格阴者从何而辨？更有症假而脉亦假者。如内大寒而外大热，口渴烦躁，脉七八至，症之为阳无疑也，惟脉按之不鼓；病大虚而形转实，满不思食，得食则胀，脉来洪大而滑，症之为实无疑也，惟脉按之散软。由此类推，不独以脉为凭，而尤须细为体认矣。夫诊脉者，必将古今脉书正变熟悉胸中，然后合三部九候以参详，审其似是而非，辨其独见独异，由形象以求其神气，守陈言而参以活法。《经》曰"持脉有道，虚静为保④"，岂可以粗浮视之耶？脉理既得，则寒热虚实，表里阴阳，何经何病已分。于是视其色，闻其

---

① 按尺寸……而知病所生：语见《素问·阴阳应象大论》。
② 能合色脉可以万全：语见《素问·五脏生成》。
③ 治之要极无失色脉：语见《素问·移精变气论》。
④ 持脉有道虚静为保：语见《素问·脉要精微论》。

声，问其因，并审所服之药宜否，自无所误。至有舍脉从症之说，必以症与脉参，轻重得宜，取舍自当，此亦一时之权宜。病之所偶见，虽医者所宜知，实不可执为定论耳。

《医易脉部》题后

《医易脉部》一书，予得之市肆败楮①中。其自叙云："脉理不以无书失传，反以有书失传也。"二语切中历来脉书之病。伏读其书，实能发古圣贤之精微。先论察脉而知病所生之理，次论诊法而得变化之用，终以六十四部穷体象之微。其论孕脉，以阳入阴中，脉当短促，尤发千古所未发。至列"蛊""惑"二脉，引汉·吕范《古今杂记》，可谓博矣。予昔病脉书拘执，因博采前贤之论，极错综之妙，为《诊家索隐》。又出其余绪编为《脉表》，更精益求精，著论脉十则于《医学参中》，补前人所未及。每思舍脉从症之说，虽得诊家活法，然脉症不对之理，尚未能穷究。如表证见里脉，阳证见阴脉，其脉象毫厘之间定自有别，细心察之，应仍与症不悖。夫脉岂仅以形体诊哉？试举洪脉言之，有力为实，无力为虚，人所共知也。然热病夹湿者，脉多洪而无力，但稍见宽纵之气矣；虚证阴不足者，脉多洪而有力，但稍露急迫之机矣。即一脉以推之，非竟无分别也，在几微之间耳。君之书所论脉之精诣活法，与予见合。君姓葛，讳自申，字令贻，号晴峰，江都诸生。生平善吐纳之术，又精易理，故说理之中时时参入。书叙作于乾隆丙寅②，予于嘉庆丙寅③得之，计历一甲子也。书名《医易脉部》，其一门耳。

---

① 楮（chǔ 楚）：指箱柜等木制的盛物之器。
② 乾隆丙寅：乾隆十一年，即 1746 年。
③ 嘉庆丙寅：嘉庆十一年，即 1806 年。

此本为君手书，涂改点窜，知未曾刊布耳。全书未得见矣，感慨系之。然使其不终朽于败卷中，是此书之幸，亦予之大幸也，因为之题后云。

论运气

　　运气之说①，有应有不应，历代名人疑信相半。至明·熊宗立②《图说》，汪石山③《指掌》，言之详矣。而缪氏④力言其非。予谓果不验也，古圣何立空言？盖其中理绪多繁，不能求以一例，大抵验者其常，而不验者其变也。一岁之中有司天在泉，五运有主客之分，六气著逆从之义，胜复不同，承制各变。参互错综，考校轻重，就其偏注，以定生克，既审天时，复求人事，穷理奥之微，识造化之妙，未尝不有验也。兼之气化不齐，因时更易。王肯堂所引：熙宁⑤中京师久旱，连日重阴，人谓必雨。一日骤晴，沈括入对，上⑥问雨期，沈曰：雨候已见，期在明日。已而果雨。是时湿土用事，连阴者，从气已效，但为厥阴所胜，未能成雨。骤晴者，燥金入候，厥阴当折，太阴得伸，明日运气皆胜，故必雨。即此以推，其活法殆如是矣。今人泥《素问》之语，又未能领悟始终，精心细察，举一漏十，妄谈运气，反疑不应，实不得古圣门墙⑦，诚为有识者多窃笑也。

---

　　① 说：清抄本作"设"。

　　② 熊宗立：字道轩，号勿听子，明代医家和刻书家。推崇五运六气，著述甚丰，著有《伤寒运气全书》（又名《伤寒活人指掌图论》），《图说》或指该书。

　　③ 汪石山：即明代医家汪机，字省之，别号石山居士，著有《运气易览》，未知《指掌》是否指该书。

　　④ 缪氏：指明代医家缪希雍，对运气学说持否定态度。

　　⑤ 熙宁：北宋神宗赵顼的年号，1068—1077 年。

　　⑥ 上：指皇帝宋神宗。

　　⑦ 门墙：学术的门径。

《医书题解录》 序

《内经》创自黄帝、岐伯，其法既古，其事甚重。汉唐以来列入方技，儒者罕习之，故历代著述虽广，遗失不传者为多。计考史籍古今医书，除浅陋不经之外，计一千四百余种，今所传者不及其半，又皆近代所著录，良可慨矣。予向积数十年之功，为《医书总录》，又以素所学习者，为《医书题解录》一卷，以附于后。其有精义而少传者，则表而彰之，如汪心谷①《医学质疑》、王养吾②《晰微补化》之类是也。有偏僻而精华可摘者，则提而论之，如褚澄之《褚氏遗书》、王节斋③之《明医杂著》之类是也。有名家之书为后贤讪诮④者，则辨而正之，如张子和《儒门事亲》、朱丹溪《格致余论》之类是也。有广行之书而瑕瑜互见者，则指而非之，如张会卿之《景岳全书》、喻嘉言之《医门法律》之类是也。他如成氏之《解伤寒》，循经作注，非后人所能及，方氏⑤不体古人文意，而倡始变易之。王氏之《注素问》，大醇⑥小疵，较诸家为独精，吴氏⑦只知自逞私见，以句读倒置之，是皆为妄。《本草崇原》⑧ 论药，宗古

---

① 汪心谷：即明代医家汪宧，字子良，号心谷，著有《医学质疑》等。
② 王养吾：清代医家，著有《晰微补化》等。
③ 王节斋：即明代医家王纶，字汝言，号节斋，著有《明医杂著》等。
④ 讪诮（shànqiào 善翘）：讥笑嘲讽。
⑤ 方氏：即明代医家方有执，著有《伤寒论条辨》。
⑥ 醇：精纯。
⑦ 吴氏：即明代医家吴崑，著有《黄帝内经素问吴注》。
⑧ 本草崇原：作者清代医家张志聪，未完而逝，后由弟子高世栻续成。

而得其真；《诊宗三昧》① 论脉，推悟独臻其妙，实能卓立成家，昭著千古。凡此之类，不可胜计。予念韫椟②之藏玉，匿采韬光③，慨鱼目之混珠，以真杂伪，既录其书，因题其后，并序鄙意于其端云。

医经余论

三五

---

① 诊宗三昧：清代医家张璐的脉学著作，全称《石顽老人诊宗三昧》。
② 韫椟（yùndú 运读）：柜、函一类的藏物器。椟，清抄本作"匵"。
③ 匿采韬光：敛藏光采。

论四大家

　　医宗四大家之说，起于明代，谓张、刘、李、朱是也。李士材辈指"张"为仲景，遂谓仲景治冬月之伤寒，而不能治热病。河间详治暑热，补仲景之缺。但人知治有余之证，而不知治不足，故东垣辨外感内伤，作《脾胃论》。然于补阳得矣，而阴亏则未及，至丹溪又主"阴常不足"之论，遂以四家为医宗大成。此谬论也。仲景之学，涵盖诸家，《伤寒论》中已括治热病之法，《金匮》一书又为治杂病之祖，实乃医中之圣，非后贤所企及。况时代不同，安得与之并列？抑知所谓四大家者，"张"盖指子和也，何以证之？证之《脉因症治》矣。丹溪此书，遇一证必首列河间、戴人、东垣三家之说，余无所及。其断证立方，亦皆不外是，知丹溪意中专以三家为重。《格致余论》著补阴之理，正发三家所未发。由是攻邪则刘、张堪宗，培养①则李、朱已尽，皆能不依傍前人，各舒②己见，且同系金元间人，四大家之称由是而得耳。吁！古人著作，非有独得之见，不足以著千秋，往往功过相等，得失互见。读书者当融会其辞，无偏无倚，庶古人之脉可传，而思过半③矣。

---

　　① 培养：养护。

　　② 舒：抒发。

　　③ 思过半：已领悟大半。《易·系辞下》："知者观其象辞，则思过半矣。"

论治病缓急分合

治病之难有二：一曰辨缓急，二曰知分合。以缓急论之，其中有常、变之义。如轻病宜缓治，病重宜急治，虚症宜缓治，实症宜急治，常也。然病轻而病机渐增，有由浅入深之患，则治之不容缓矣；病重而蟠结^①已久，有欲速不达之虞，则治之不容急矣。虚症阴阳大伤，不急扶之，则气血难复；实症弥漫不解，不缓图之，则邪正并亡。是权变不可不知矣。至于治病宜分宜合，较缓急为尤难。一病而在一经者，宜知缓急。若一病而见二经，一经而见两病，或虚实并著，或新旧相杂，表里兼困，上下俱伤，其中寒热虚实错综其间，当分当合，权衡不易操也。分治之法，审其轻重；合治之法，辨其宾主。如有表症而兼有里症，表症重先解表，里症重先清里，此分治之法也。如本症属虚，外邪复甚，补正则助邪，祛邪则伤正，两全之法，在于合治。虚症甚则以治虚为主，佐以祛邪；邪方甚则以祛邪为主，佐以扶正。举此以例之，而分合之法尽之矣。仍有见症虽杂，其源则起于一，治其致病之由，则诸症自已。有二症并起，治此即所以治彼，此愈而彼自解者，治彼而反与此相乖者，其辨症用药，必有真识，方可无误也。总之，治病本《内经》之理，得南阳之用，参后贤之法，运变化之机，则缓急分合之中，自得其宜，为上士上工也。

---

① 蟠结：盘结。

论立方

　　医者精于四诊，审查病机，毫无疑误，于是立治以用药，因药以配方。药不中病，方为合法，其失在药；药竟中病，立方不善，其失在方。二者不能兼善，病终不起。知此乃神圣之极功，上工之能事也。古圣治病，多用针灸，至伊尹而后，汤液之法盛行。南阳集大成之用，著《伤寒》《金匮》，所用之方，皆宗古而非自创也。方中稍为变易，即别具妙机，分量之多寡，煎法之参差，不容假借①。若真武汤为温中之用，而佐以茯苓、白芍、生姜，其义则一变矣。大柴胡为逐邪之品，而去渣复煎，其法别有在矣。或以大柴胡无大黄，此乃臆说，殆未考宋以前诸书证之耳。至于历代之方，必求其始立此方为治何病，后人借用以治何病，源源本本，而后识其精诣。如生脉散治伤暑脉绝短气，今人于虚症之末皆用之，是虚症将危，皆暑伤气也。六味地黄丸，钱仲阳以之培养幼人，今不论老幼，阴虚者皆服之，是阴虚者皆为幼人也？资生丸，缪仲淳为孕妇调脾胃而设，今理脾胃必用之，是脾虚者皆孕妇也？有是理乎？大抵后人用前人之方，罗太无②云：譬之拆旧材起新屋，不经匠氏之手终不成功。是知用古方在人之变化耳。予尝谓用古方者，或此方不治此病，加减用之而当；或此方不应加此味，加之治此病而当；或此味不治此病，加于此方治之而当。其妙有不可言传者，夫岂拘泥于药品，执滞于病症者所可同日语耶？

---

　　① 假借：假冒。
　　② 罗太无：即罗知悌，字子敬，号太无，朱丹溪的老师，著有《罗太无先生口授三法》。

论治不效

治病用药，必求其效否。故《伤寒论》常曰"不差当更服之"，又曰"以知①为度"，是古人慎重之意，而教后学之深心也。然其中义理纷纭，不可一例②求矣。药与病不相对，本扶正也，而反伤其正；本攻邪也，而反助其邪。寒热判然，表里倒置，药轻则其害轻，药重则其害重，此病之增由药之误也，犹③人之所能知也。若药与病症相对，病势方盛，药力不足以制之，病不得④折其气也，反激其怒，则其势愈猖矣。药不得行其用也，反留其性，则正气受伤矣。识见不真，措施无定，不惑于病，即惑于药，此病之增由药之轻也，是人之所难知也。更有病情错杂，治之妙关乎配方，缺一药而不可，增一药而不能，或不知正佐以取之，或不知反佐以用之，或不知为监制之师，或不知求向导之使，分量失宜，先后倒置，无神化之机，失细密之法，病亦不愈，此又立方之不善也，尤人之所难知也。他若煎之不得法矣，服之不以时矣，药之生不得其地而质因之薄矣，药之藏已过其时而性因之变矣，又图利者以伪乱真矣，此病家之责，亦医者不告之过也。药之不效，其故多端，用药者之心尤宜审夺。戒矜骄，振委靡，去粗浮，定疑惑，方无误也。至药与病应，因其效而进用之。药过于病，《经》云"气

① 知：愈。
② 一例：一概。
③ 犹：尚且。
④ 得：清抄本作"能"。

增而久，夭之由也①"，一不知转手之用，不伤于病而伤于药矣。药不及病，外势竟解，根萌仍在，不进而治，有复举之虞，恐始得力于药者，终不得力于药矣。斯与治之不效者同，为医者所当三思耳。

———————————————————————————

① 气增而久，夭之由也：语见《素问·至真要大论》。夭，病祸。

续脾胃论

东垣作《脾胃论》，以此乃人生后天之根本。脾胃一伤，饮食不进，生机自绝。伏读其论，多用升阳一法，此盖为脾气下陷，土为湿困者所宜耳。予历览古今之书，加以十余年阅历，而知东垣所论未尽然也。夫脾为己土，其体常湿，故其用阳，譬之湿土之地，非阳光照之，无以生万物也。胃为戊土，其体常燥，故其用阴，譬之燥土之地，非雨露滋之，无以生万物也。况脾之湿，每赖胃阳以运之；胃之燥，又借脾阴以和之，是二者有相须之用。但胃主收纳，脾主消化，食而不化责在脾，不能食责在胃。脾以健而运，胃以通为补，健脾宜升，通胃宜降。故治脾以燥药升之，所谓阳光照之也；治胃以润药降之，所谓雨露滋之也。此其不同也。然而不特此也，脾与胃二脏之中，又各有阴阳偏胜之别。胃为燥土，有时为水湿所伤，则阳气不振；脾为湿土，有时为燥火所烁，则精液大伤。治法又不可拘泥矣。今人知白术、二陈为扶土之品，岂知熟地、麦冬亦培土之药耶？他若木来克土，犯胃则不能食，犯脾则不能化，人所共知。肺气郁滞，上下不和，不能饮食，人多不识耳。更有釜底添薪，子令母实，上取下取，隔二隔三，均宜参以活法。大抵脉之浮洪而硬，或细数不静，皆精液内伤，忌用刚剂。惟脉缓不涩，及细弱无力，乃阳气衰弱，可用补阳法也。用舍得宜，存乎人之审症耳。

温疫续论

温疫一症，《千金》已为立方，其来久矣。自明·吴又可先生出，指为"天地疠气"，著《温疫论》。后郑奠一[1]、杨栗山[2]继之，分晰详明，其法大备。其论温疫发疹，邪自皮毛外达，即向愈之象。而近日温疫发疹，乃极重之症，十死其六七者有矣。知二君之论，实有未尽之旨也。夫温疫者，自口鼻而入者也。自口入者有轻重浅深之分，自鼻入者有在经在脏之异。口入者居于募原，轻而浅者不过浮于经，即内踞胃口，但微烦微渴，表症多而里症少，此可散而愈也。治里亦不过少用清凉，不烦攻伐，非症之不宜此也，轻之故耳。其重者烦躁发狂，壮热谵语，或发斑疹，必须早攻频攻，虽有外症，以末治之，腑气一通，则邪自解，当遵又可先生之说也。若自鼻而入者则不同，其轻者但入肺之经，皮毛寒热，头目不清，咽微痛，亦发疹，疹色红，以轻剂托之，疹透汗出即愈，此在经之轻者也。其重者直入肺脏，咽痛声嘶，壮热发疹，疹不即出，隐于皮肤，板滞而色厚，少缓其邪即炽[3]，自肺入心包络，神昏喘促，舌短逆冷，而成不治。此症当早用麻杏石甘辛凉之法，入肺脏速托其邪，继用杨栗山大小复苏饮法以祛邪败毒，或用凉膈轻剂大黄逐之。一重则入中、下二焦，与上焦无与[4]矣，是为法之善也。至于自鼻入者，邪若溢于胃，即治中焦；自口入者，邪

---

① 郑奠一：清代医家，擅内科，著有《瘟疫明辨》《郑氏遗书》等。

② 杨栗山：即清代医家杨璿，号栗山，著有《伤寒瘟疫条辨》。

③ 炽（chì 赤）：兴盛。

④ 无与：不相干。

若干于肺，即治上焦。因时制宜可也。总之，治疫与伤寒不同，初起之时，认症既真，下手宜辣，须以重兵入其巢穴，使不能猖獗。若先认症不确，因循姑待，必致有误，不可言治疫也。

温疫后论

温疫一症，唐以前治以轻剂。至吴又可用达原饮捣其伏邪，继则以大剂攻之。喻嘉言每用人参败毒散法扶正托邪，使不内传。二公之法，可谓善矣。然喻氏去吴氏未远，立法竟属两岐①，得无②滋后人之惑？客有问于予，予则曰皆是也。夫疫而曰时，因时而见，则有岁气之不同。又其症初起必自乡而及城市，或此郡病而他郡不病，实天气合地气而发，其致病也本异，其施治也应殊。吴氏使其出而攻之，则兵法诱敌之计也；喻氏扶正以逐邪，则兵法抚剿③并用之策也。其始也喻氏可宗，其盛也吴氏应法，变通会悟之机存乎人耳。予治疫有年，多宗吴氏。至庚申以后，疫多发疹，泥吴、喻二公之法，十仅全其半矣。甲子以后，岁多阴雨，阳气大伤，病疫者非温之则不能生，其法又一变矣。丙寅少阳相火、厥阴风木用事，春夏多阴，阳气遏而不伸，则反伤阴，木气郁而不达，则多克土，每见泄泻之症，继变阴阳两亏，遂至不救。治法先当以轻剂升之，重则防伤气也。继则以平剂和之，峻则恐害胃也。升木培土之后，终以大剂养阴，佐以清补方愈。因受伤于前，治标者必兼固本也。是前人之成法不可用也。吁！学问无穷，如扫落叶。使吴、喻二公生今之时，其治

---

① 岐：据上下文意，当作"歧"，形近而误。
② 得无：难道不。
③ 抚剿：安抚讨伐。

疫之法，定别具匠心，更施妙手矣。予之论就近日而言之也，安知异日之温疫，不又有异于此日者乎？神而明之，存乎其人①矣。

---

① 神而明之存乎其人：要真正明白某事物的奥妙，在于各人的领会。语本《易·系辞上》："纪而裁之，存乎变；推而行之，存乎通；神而明之，存乎人。"

哮症论

哮症每遇寒即发，历久不愈。发时咳嗽，咽有痰声，呼吸不利，似喘而实非喘也。其症多由脾湿不能健运，食饮之精液易成痰饮。每伏于脾肺之络，及逢秋冬之令，外寒搏伏①，阳气内攻，痰饮阻碍气道而症作矣。故得温散而愈者，使阳气外宣而不内动痰饮也。其症在络不在脏，在络则不当要道，故去之难，不在脏则不伤元气，亦不易戕生。然由经络伤及脏，由脾肺伤及肝肾，阳虚不生，阴虚不长，是亦大可忧也。《经》云："治病必求其本②。"脾不健运，皆由命门火衰。补火生土，则本中之本也。其次用补脾利湿，使痰不生，则本中之标也。祛有形之痰者，则标中之本也。祛无形之外邪者，则标中之标也。平日只宜固本，发时暂用治标。辨轻重之方，审变化之法，先后不紊，缓急得宜，其发也必疏，虽久也可愈，在临症者权衡矣。

---

① 搏伏：侵袭。
② 治病必求其本：语见《素问·阴阳应象大论》。

论陋学

儒者读书，必自十三经始。读经必自注疏始。纬书①所以翼经，不容以不读也。历代正史宜读，而稗官②野史足以补阙正讹，亦不容以不读也。至于子、集，其大著于古今者，皆宜寓目③，否则其学陋矣。惟医亦然。医者志在明道，自以读书穷理为先务。而今之学者志在衣食，读伪《脉诀》④，谓诊之道止于是矣；读《本草备要》，谓药之性尽于是矣；读《医方捷径》⑤《万病回春》，谓治病之法备于是矣。人或以陋讥之，予以为此不足言学，乌得云陋？夫嗜古未得其精微，知今未臻其淹博⑥。或仅守师承之学，或拘执一家之言，新奇之理不究其偏，肤廓之辞不知其滥，卷帙富则奉若圭璋⑦，议论宏则叹为神妙，识力不高，耳目易障，是皆学之陋也。张氏《类经》，便于初学，乃终身奉之，自唐·王太仆后注者十余家，置若罔闻。程氏《伤寒论后条辨》⑧，语尤冗杂，以为详尽，自宋·郭白

---

① 纬书：汉代依托儒家经义宣扬符箓瑞应占验之书。相对于经书，故称。

② 稗（bài拜）官：小官。小说家出于稗官，后因此称野史小说家为稗官。

③ 寓目：犹过目，即观看。

④ 脉诀：署为晋·王叔和的《脉诀》，据考实出后人之手。

⑤ 医方捷径：明代医家罗必炜参订的普及性药学入门读物。

⑥ 淹博：渊博。

⑦ 圭璋：本指两种贵重的玉制礼器，此指重要的书籍。

⑧ 伤寒论后条辨：清代医家程应旄撰写的伤寒著作。

云①后注者数十家，亦置之不讲。此与读经者不知有汉儒等耳，坎底鸣蛙，不免遗山②所诮也。

---

① 郭白云：即宋代学者郭雍，字子和，号白云先生，著有《伤寒补亡论》。

② 遗山：即金元时期著名的作家和历史学家元好问，字裕之，号遗山，著有《遗山文集》《遗山乐府》《续夷坚志》等。

论伪书

著书托名于前人，是为伪书。《灵枢经》昔人有辨其为王太仆所作，然文辞甚古，足与《素问》并传，不必辨其真伪也。王氏《昭明隐旨》① 等书，今多不传。所传有《元和纪用经》②，《宋史·艺文志》载之，知非伪也。但叙为许寂③所作，寂系唐初人，何得为之作叙乎？其真伪不可得而考也。《脉诀》托之叔和，《药性赋》托之东垣，前人已辨之矣。至西晋·梅癣子④《竹林女科》、宋·窦材⑤《扁鹊心书》中皆载元明医家之语，一见而知其伪也。且二书一则立方险峻，绝无精义；一则专事温补，多用灸法。不独书为伪作，更贻害于无穷。较之《脉诀》《药性赋》之浅陋，迥不侔⑥矣。至赵氏《医贯》，杜撰经语，妄标新意，以雄奇笔力，开简便法门，止载数方，治尽天下之病。陈氏⑦《辨症录》，托名仙传，本之外经，妄言立法，杜撰药方，尤为偏僻，皆动俗惊愚，邀名获利。虽非伪书，实医宗之魔道，岐黄之罪人也。夫医所以济世也，汉唐以来，

---

① 昭明隐旨：原为唐代王冰所撰运气类著作，然早佚，现传本系后人假托王氏所作。

② 元和纪用经：据称是唐代王冰所著。

③ 许寂：五代时后唐人，著名学者。《旧五代史·唐书》有传。

④ 梅癣子：所指何人不详。

⑤ 窦材：宋代医家，著有《扁鹊心书》三卷，附《神方》一卷。

⑥ 迥不侔（móu 谋）：大不相同。迥，差别很大。侔，齐等。

⑦ 陈氏：即清代医家陈士铎，字敬之，号远公，著有《辨证录》《脉学阐微》等。

名人代出，若宋·许知可①，金·刘守真、张洁古，元·李东垣、滑伯仁、朱丹溪，明·汪石山，国朝②喻嘉言、张隐庵、徐洄溪诸公，皆系通儒。而隐庵先生学问尤为深粹，建侣山堂开讲经论，阐明至道，未闻其作一书托名前人，撰炫奇之论以欺后人也。严沧浪③论诗云："入门须正，立志须高。念头一差，愈学愈远④。"是习医者于不经之书皆宜屏弃，岂特伪书而已哉？

---

① 许知可：即宋代医家许叔微，字知可，著有《伤寒发微论》《伤寒九十论》《普济本事方》等。

② 国朝：指本朝，即清朝。

③ 严沧浪：即南宋诗论家、诗人严羽，字丹丘，自号沧浪逋客，世称严沧浪，著有《沧浪诗话》等。

④ 入门须正……愈学愈远：语见严羽《沧浪诗话·诗辨》。

论病家

　　徐洄溪先生谓病之误于病家者有十，言已详尽。予以为今之病家，多不知医。果能自知，不独知病，兼可知医者之工拙也。延医必择技之佳者，服药必择方之中理者，必无误治之患，何忧病之不愈哉？奈病家多处云雾之中，医者惟知矜夸为务。同道不知讨论学力功夫，但解相攻相妒，重名利而轻人命，遇一症即互相诋谤，各言其理。由是病家心志扰乱，莫知适从，黑白难分，泾渭莫辨。或以医者年之长幼定去取，或以行道之新久分是非，或凭虚声，或因亲厚，或见其衣服华丽动世路观瞻，或聆其言语应酬达人情与世务，或听其大言欺世以假为真，或因其曲徇随人①以谀为直，则必奉之为神明矣。更有病宜缓治，治之久谓医无近功。病本易治，治之捷谓医有神效。或重症为前医治之将愈，适后医治以不中病平和之品，病豁然起，必归功于后之医者，而不知皆前医之力也。或其症为前医治坏，已不可挽回，适后医尽力以救之，病终不起，必归罪于后之医者，而不知皆前医之罪也。仍有病家现看方书药性，亲友以儒生涉猎医书，见医所用之药，检书为证，疑忌拘牵，不知书所载容有过其辞者，病家不知，以为有据，况书不下数百部，且彼此异说，何能画一②？以医者专心致志，尚不能详辨，岂外人所得识其藩篱耶？

---

　　①　曲徇随人：曲从或迎合他人。
　　②　画一：一致。

医林杂咏三十首仿元遗山论诗体^①

　　乙丑二月，夜不成寐，偶忆古今医林名家，因各咏一章，不计词之工拙也。诗成，月落星疏，已四鼓矣。罗浩记。

诸法能该集大成，
残编已见典型真。
四经不待重删订，
直使千秋号圣人。

博不求精述旧章，
高平应许继南阳。
独将诊法开千古，
纵使名经亦不妨。

明堂三部最难明，
博极群书始得精。
古法至今存一脉，
名医终古属儒生。

六代而还著作稠，

---

　　① 元遗山论诗体：即金代文学家元好问评论诗歌的体裁，其《论诗三十首》是代表作。《论诗三十首》以七绝形式，按时代顺序，论析我国诗坛自汉魏至北宋千年的诗史、诗风。

罗浩医书二种 —— 五二

遗篇散佚费搜求。
世间端赖洪文手，
铁网珊瑚一旦收。

学到河南太尚新，
反经背道果何心。
名言十二堪传世，
不异披沙①得炼金。

捷径从来爱其趋，
可怜证治总模糊。
条分多为求源本，
后世方书及也无。

变正为奇识力坚，
方传龙洞应称仙。
华嵩气势江河体，
一目何人得了然。

运气知君最擅长，
遗书虽好待评量。
论功只合黄金铸，
郭向名成在注《庄》。

① 披沙：淘去泥沙。

立法成方自一家，
前贤规格未曾赊。
离魂证治凭超悟，
绝世聪明许白沙。

奇外无奇更出奇，
寥寥片羽到今时。
浑金璞玉从教看，
不使庸夫俗子知。

一帜何方树古今，
知人论世见公心。
几回细读方宜论，
岂是知几误赏音。

分经立说太拘墟①，
学术虽精逊隐居。
太息吴兴能障眼，
苏门安得再论书。

医至金元道益明，
四家鼎峙冠诸军。
瓣香合下文人拜，
复古功深应让君。

---

① 拘墟：比喻孤处一隅，见闻狭隘。

培土升阳本创成，
内伤外感赖分明。
偶将青史挑灯阅，
独让先生擅令名。

日月盈亏喻本精，
漂山众煦太纵横。
补虚忘却温中语，
翻使前贤畏后生。

救弊多因为局方，
病机衍出义何长。
至真一论难全识，
已觉偏师不可当。

治病常教四诊该，
更从指下得神来。
生平善用东垣法，
青出于蓝绝代才。

补救须知胃气虚，
名言重述幸逢徐。
泥他参附休轻用，
致使医林欲废书。

血分温阳左右归，
六君金水意深微。
数方自足垂医范，
一任他人说是非。

寒温著论太纷纭，
云雾初开放眼新。
作古不妨权自我，
南阳今日有功臣。

妙悟非常本性生，
一编寓意最空灵。
笑渠实地难行者，
枉学飞仙入杳冥①。

学问来从阅历中，
定评惟许属黄公。
细参气运迁移处，
魏费何须角两雄。

立论精微百不磨，
得人相授乐如何。
质疑竟使疑能质，
须识书传不在多。

---

① 杳冥：指天空，高远之处。

活法相参自入禅，
巧凭心得岂言传。
个中三昧唯君会，
流水空山别有天。

晰奥穷微不众同，
抚州证治最称工。
怜君何独生偏晚，
不入莹民一卷中。

高尚襟怀廊庙才，
受知两向九重来。
若从利济论功业，
不独人间杏偏栽。

侣山论道轶群伦，
思入精深笔有神。
独向医宗存正脉，
直教古圣有传人。

循经作注古风存，
后备雌黄总妄论。
谁起长沙老夫子，

顿教昏夜见朝蹾①。

赫奕声华著一时，
道开张李独先驱。
庸医流弊从今甚，
莫讶涧溪是过辞。

名讹都为后学开，
既精学识更奇才。
徐娄肤廓王张滥，
谁得金刚法眼来。

---

① 蹾：清抄本作"暾（tūn 吞）"，意为刚升起的太阳，义胜。

诊 家 索 隐

校注说明

　　《诊家索隐》集萃历代脉学之精华，集 45 种脉书，展示 32 种脉的脉象、考辨、主病、参变的主旨，又集历代医家 127 条脉论，并阐述"芤脉""阴搏阳别""持脉论""生禀脉""痰症多怪脉""脉无定象"等理论精要。

　　《诊家索隐》的版本目前有：清嘉庆四年己未（1799）郑柿里刻本，简称郑本，上海中医药大学图书馆馆藏；1961 年抄本，简称当代抄本，中国中医科学院图书馆馆藏。此次校勘，以郑本为底本，以当代抄本为校本。

　　校注基本原则如下：

　　1. 采用现代标点方法，对底本进行重新句读。

　　2. 凡底本中的繁体字，均改为规范简化字。

　　3. 凡底本中因写刻致误的明显错别字，予以径改，不出校。

　　4. 凡底本中出现的异体字、古字，均径改为正体、今字，不出校，但书后附有异体字、古今字对照表。通假字，一律保留，并出校记说明。

　　5. 凡底本中模糊不清、难以辨认的文字，以虚阙号"□"按所脱字数补入，并在校记中说明"某书作某"。

　　6. 校勘原则

　　（1）底本与校本出现的异文，底本是，校本非者，均不出注；底本非，校本是者，出注；底本无，校本有者，亦出注；底本非，校本亦非者，出注。

　　（2）《诊家索隐》几乎全篇均是辑录其他医家的脉学论述，

而且并非原文照录，故未用引号，出校原则是他校中出现异文或意义不合者即出校记，否则不出。原文小字均以五号字标示。

7. 底本原无目录，今据内容新编目录。

8. 底本原无"脉书四十五种""答谢郑柿里诗"标题，据内容新加。

9. 对个别冷僻字词加以注音和释义。

10. 底本中"诊家索隐卷上""诊家索隐卷下"下均有"新安罗浩养斋甫辑"，今并删除。

序

予生质孱弱，每究心于医，历览古今名家之书，出而与世医论之，理多不合。自从养斋罗君讲习，聆其议论，以古圣贤为宗，既读其《诊家索隐》与《医经余论》，益服学力渊奥。后又出所著《药性医方辨》三卷示予，论药订俗说之讹，论方宗源头之正，论症辨相沿之误，论脉具灵变之机。爰其力能复古，亟欲为梓①，而理堂焦孝廉已先刊行。焦君当代通儒，博涉精鉴，宜其赏识之真也。予尝闻罗君云药性之失，失在唐宋，若五味子，南阳入于小青龙汤与麻黄、桂枝、干姜、细辛并用，治痰饮症亦与细辛、桂枝、干姜同用。盖水饮之症，潜伏于里，刚药不得入其中，则不能攻之使出，以五味至酸之品敛诸药之性，深入而祛逐之，非止为咳逆而设，此神化之法也。自生脉饮与人参、麦冬立方，已失南阳妙用矣。其考辨精审，实能起悟后学，予爰志②其论述为此卷一助，非敢以叙也。

嘉庆十九年岁次甲戌仲冬月新安江玉麟③轩甫氏书

---

① 梓（zǐ子）：指书的雕版，因雕版以梓木为上，故称。后泛指制版印刷。

② 志：记载。

③ 江玉麟：字轩甫，清代乾嘉时期学者。此序系江玉麟为罗浩的另一著述《药性医方辨》所作，罗浩置于此，表明《诊家索隐》的刊印时间为嘉庆十九年。

叙

上古使僦贷季①理色脉而通神明，经载"三部九候"，盖古法也。《八十一难》始专以寸关尺为诊，察脏腑经络，辨虚实寒热，论顺逆，定死生，或以一部推见众脏之病，或以众部详见一脏之病。后太仓公亦宗是法，实古法之一变。南阳先生出，每以脉断本部之病，然必以症相参，又少变《难经》、仓公之法。迨王叔和踵事增华②，多析名目，又与南阳有异矣。历代通儒各有著述，第③精粗杂陈，异同互见，会而通之，初学为难。浩不自揣，取古今脉学之书采而萃之。窃谓《灵》《素》论脉，弦钩毛营，象与今殊。至厌厌聂聂④，如落榆荚，乃肺之平脉；如风吹毛，乃肺之死脉。后贤并引为浮脉之象，殊非旨趣。岂古人诊法不可通之于今耶？浩别有《古脉索隐》一书，兹不载也。王氏《脉经》实诊家鼻祖，乃错综纷陈，读者茫无端绪。唯崔紫虚⑤、余抑庵⑥、张石顽三家之书，虽云后出，实过前人，故取之特多。《脉经》之部二十四，李士材增为二十八，

---

① 僦（jiù 就）贷季：黄帝时人，岐伯之师。

② 踵事增华：继续以前的事业并更加发展。

③ 第：只是。

④ 厌厌聂聂：指平脉安静平和的状态，像飘落的榆荚一样。厌厌，安静貌。聂聂，轻虚平和貌。

⑤ 崔紫虚：即南宋医家崔嘉彦，字希范，号紫虚，著有《紫虚脉诀》《四言脉诀》等。

⑥ 余抑庵：即余之隽，字抑庵，清代康熙年间医家，著有《脉理会参》。

今依之，而以张石顽所增附益于后，脉之名庶乎备矣。宋·刘立之①以浮、沉、迟、数为大纲，本其意，而附以弦、短、长三部，盖四者兼有之也。脉象既定，次以考辨者，以脉体易于混淆也；主病既明，次以参变者，以断症不可拘泥也。症脉有宜忌，亦学者所宜知。而《素问》死症之脉，其象诡异，尤不可以不识，因又次之。至于敏妙无方，散见于前贤书中者，亦广为搜采，以备参考。而浩一得之见，附诸书尾，谨以就正，幸高明教焉。前后裒②辑几十余年，客中迁徙用以自随。仪征郑舍人兆珏③闻而索之，且为付诸梓，因叙辑此书之意云。

嘉庆己未④三月新安罗浩

---

① 刘立之：宋代医家，擅内科。
② 裒（póu）：聚集。
③ 郑舍人兆珏：即郑兆珏，字舍人，号柿里，清代乾嘉时期学者，著有《悔园小集》。出资刻印《诊家索隐》。
④ 嘉庆己未：即嘉庆四年（1799）。

脉书四十五种

　　浩闻见无多，涉猎甚鲜，《脉经》以下所见论脉之书，及书中所采者，共四十五种。今备列于下，愿博学之士补其不足而正之。浩又记

《脉经》晋·王叔和

《脉经诀》宋·徐文伯

《玉函经》唐·杜光庭

《脉诀》五代·高阳生托名王叔和

《脉赋》宋·吴广

《脉经手诀》宋·张及

《脉要新括》宋·刘元宾

《诊脉须知》宋·刘元宾

《方脉举要》宋·刘三点

《四言脉诀》宋·崔希范

《脉髓》宋·李晞范

《脉经》宋·蔡元定

《医脉真经》宋·杨士瀛

《脉粹》宋·萧世基

《脉诀刊误》宋·戴起宗

《诊切枢要》元·吕复

《决脉精要》 元·黎寿民①

《诊家枢要》 元·滑寿

《脉诀指掌》 元·朱震亨

《脉诀》 王适斋

《脉说》 魏伯祖

《濒湖脉学》 明·李时珍

《脉书要语》 明·汪机

《矫世惑脉论》 明·汪机

《脉语》 明·吴崑

《诊家正眼》 明·李中梓

《学古诊则》 明·卢之颐

《四诊法》 明·张三锡

《脉神章》 明·张介宾

《脉理会参》 国朝·余之隽

《脉旨四言举要注》 国朝·朱天璧

《诊翼》 国朝·许培元

《诊宗三昧》 国朝·张璐

《脉诀阐微》 国朝·陈士铎

《脉确》 国朝·黄琳

《脉正》 国朝·邵泰衢

《四诊抉微》 国朝·林之翰

《诊脉大旨》 国朝·吴懒庵

---

① 黎寿民：当为黎民寿，宋代医家，著有《决脉精要》。

《脉理元秘》作者不详

《脉鉴》作者不详

《脉指南》作者不详

《脉理正义》作者不详

《脉汇辨》作者不详

《碎金脉诀》作者不详

《脉图翼》作者不详

答谢郑柿里诗①

郑柿里舍人为刻《诊家索隐》，诗以谢之。

经营惨淡稿频删，客馆挑灯夜每阑②。玉斧③谁怜修月苦，金针④敢说度人难。半生书史蝇头误，十载风尘雁影单。不是韩康⑤成市隐，依栖聊借一枝安。

故纸尘昏秋复春，赏奇格外叹情深。论交我感分金谊，传世君怀济物心。笔得九畴偏润色，琴非千里愧知音。采花酿蜜原多事，自笑江东句枉吟。

---

① 答谢郑柿里诗：此标题原无，据内容新加。

② 阑：暗淡，灯火残尽。

③ 玉斧：即"玉斧修月"，唐·段成式的《酉阳杂俎·天咫》记载，传说唐代太和中，郑仁本的表弟游嵩山，见一人枕襆而眠，问其所自。其人笑曰："君知月乃七宝合成乎？月势如丸，其影，日烁其凸处也。常有八万二千户修之，予即一数。"因开襆，有斤凿数件。后便有"玉斧修月"之说。此用以比喻整理典籍。

④ 金针：即"金针度人"，意谓把某种技艺的秘法、诀窍传授给他人。

⑤ 韩康：汉·赵岐《三辅决录》卷一："韩康，字伯休，京兆霸陵人也。常游名山，采药卖于长安市中，口不二价者三十余年。时有女子买药于康，怒康守价，乃曰：'公是韩伯休邪，乃不二价乎？'康叹曰：'我欲避名，今区区女子皆知有我，何用药为？'遂遁入霸陵山中，博士公车连征不至。"后遂以"韩康"借指隐逸高士。

目　录

卷　下

卷　上

浮　脉_{阳。在卦为乾，在时为秋，在人为肺}

脉象：举之有余，按之不足《脉经》。轻取皮毛^①，如水漂木_{余抑庵}。"如捻葱叶"_{黎氏}^②。下指即见^③，按之稍减，举之流利_{张石顽}^④。

考辨：轻手便得，非必沉中俱无，若崔氏有表无里，有上无下，则脱然无根，此散脉^⑤_{余抑庵}。

主病：病主肌表经络_{张石顽}。寸浮伤风，头疼鼻塞。左关得浮，三焦风客^⑥。右关得浮，风痰在膈。尺浮，下焦风匿，小便不利，大便秘涩，_{瘦人为肌薄，肥人则病}。无力表虚，有力表实，浮紧风寒，浮数风热，浮迟中风，浮芤失血，浮缓风湿，浮洪虚火，浮涩血伤，浮短气怯，浮微两竭_{气血}，浮濡阴戕，浮散虚绝，浮弦痰饮，浮滑痰热，浮促痛疽，浮长风痫_{余抑庵}。浮迟表寒^⑦_{崔紫虚}。

参变：浮虚伤暑^⑧_{崔紫虚}。浮大或小，弱无常为虚_{汪石山}。左

---

① 轻取皮毛：《脉理会参》卷中《浮脉》作"浮在皮肤"。
② 黎氏：即黎民寿，著有《决脉精要》。下同。
③ 下指即见：《诊宗三昧·师传·浮沉》作"下指即显浮象"。
④ 张石顽：即清代医家张璐，晚号石玩老人。
⑤ 此散脉：《脉理会参》卷中《浮脉》作"混于散脉矣"。
⑥ 三焦风客：《脉理会参》卷中《浮脉》作"中焦风客"。
⑦ 浮迟表寒：《崔氏脉诀》作"浮迟表虚"。
⑧ 浮虚伤暑：《崔氏脉诀》作"汗脉浮虚"。

关浮，怒气伤肝经血《脉鉴》①。

洪 脉 <small>阳。在卦为离，在时为夏，在人为心</small>

脉象：洪脉极大在指下《脉经》。状如波涛，滔滔满指，重按下垂如钩②，脉大而鼓方是洪<small>余抑庵</small>。来大去长<small>通真子</small>③。洪脉既大且数，指下累累如连珠，如循琅玕④，而按之稍缓，不似实脉举按逼逼⑤，滑脉软滑流利，大脉大而且长也。《内经》以为钩⑥，以其按之指下委曲旁出<small>张石顽</small>。

考辨：洪脉大抵只见根脚阔大，却非坚硬。若大而坚硬，则为实脉。《内经》"大则病进"，谓其气方张也。夏脉来盛去衰为太过⑦，令人身热而肤痛；来不盛去返⑧盛为不及，令人心烦，上见咳吐，下为气泄<small>余抑庵</small>。虚而无力为大，洪乃大而有力<small>程钟龄</small>⑨。

主病：病为甚满，气壅火亢。左寸洪，心烦舌敝⑩；右寸洪，胸满气逆。左肝木盛，右脾火实。左尺洪，水枯；右尺洪，龙火燔炙。有力实火，无力虚火。洪急胀满，洪滑痰热，洪数

----

① 脉鉴：据《医籍考》称《脉鉴》，乃明代医家李中梓所著。

② 重按下垂如钩：《脉理会参》卷中《浮脉》无此句。

③ 通真子：即宋代医家刘元宾，字子仪，自号通真子，著有《诊脉须知》《脉要新括》。

④ 琅玕（lánggān 郎干）：似珠玉的美石。

⑤ 逼逼：通"愊愊"，坚实貌。

⑥ 内经以为钩：《诊宗三昧·师传·洪微》作"《内经》以钩为夏脉"。

⑦ 夏脉来盛去衰为太过：《脉理会参》卷中《洪脉》作"其气来盛去亦盛为太过"。

⑧ 返：当作"反"。

⑨ 程钟龄：即清代医家程国彭，著有《医学心悟》。

⑩ 敝：损，烂。

暴吐余抑庵。阳盛血虚李濒湖①。

参变：洪浮大，重按无力，为阴脉陈氏②。气口洪大为食郁热，浮大洪数，按之微细，为无火虚热薛立斋③。洪大无伦次为虚朱丹溪。洪大搏指，气口大于人迎为虚人受风江篁南④。右关屈曲而出，火与痰食瘀积张石顽。

虚　脉阴

脉象：迟大而软，按之不足，隐指豁豁然⑤空《脉经》。浮无力余抑庵。虚大而软，不似芤脉之豁然中空张石顽。

考辨：虚异散。虚，按之可见；散，按之绝无余抑庵。

主病：病为脾家气分不足，或为营血伤，或为伤暑张石顽。左寸心亏，惊悸怔忡；右寸肺亏，气怯汗洋⑥；左关肝损，血不营筋；右关脾寒，食必滞凝；左尺水衰，腰膝痿痹；右尺火衰，寒症蜂起余抑庵。

参变：虚兼涩为血亏张石顽。

散　脉阴

脉象：大而散《脉经》。浮乱，渐重渐无，渐轻渐有余抑庵。涣漫不收崔氏⑦。无统纪，无拘束，至数不齐，或来多去少，或

---

① 李濒湖：即明代医家李时珍，字东璧，号濒湖，著有《濒湖脉学》。

② 陈氏：即明清时期医家陈士铎，字敬之，号远公，著有《脉学阐微》。下同。

③ 薛立斋：即明代医家薛己，字新甫，号立斋，著有《内科摘要》等。

④ 江篁南：即明代医家江瓘，字民莹，安徽歙县篁南人，以地望为号，故称，著有《名医类案》。

⑤ 豁豁然：宽大貌。

⑥ 洋：盛，大。

⑦ 崔氏：即崔嘉彦。下同。

去多来少，涣散不收，如杨花散漫之象柳氏①。浮散，去来不明，漫无根蒂，不似虚脉，重按虽虚，不至散漫也张石顽。

考辨：散有二义：一自有渐无，一散乱不整，皆属无根②余抑庵。

主病：病为元气离散，又为肾绝张石顽。左寸散，怔忡；右寸散，汗拭不逮；左关溢饮，右关胀紧蛊胀；左尺水竭，右尺阳绝余抑庵。

参变：心脉浮大而散，肺脉短涩而散③，平脉也戴同父④。无病，心脉散为喜余抑庵。散为气血两虚，产妇得之生，孕妇得之堕柳氏。

芤 脉阳中阴

脉象：浮大而软，按之中央空，两边实《脉经》。芤脉，按之指下成窟刘三点⑤。浮沉俱有，中候无，亦非中候独无，但比浮沉无力⑥余抑庵。浮大弦软，按之不应指，细推仍有根气，不似虚脉虚大，然其中必显弦象张石顽。芤乃边有中空林慎庵⑦。浮而中空为芤李士材⑧。

考辨：《脉诀》云："芤脉两头有，中间无。"以头字易叔

---

① 柳氏：疑指明代医家柳东阳，有脉学论著，具体不详。下同。
② 皆属无根：《脉理会参》卷中《散脉》无此句。
③ 肺脉短涩而散：《脉诀刊误·附录·五脏平脉》作"肺脉浮涩而短"。
④ 戴同父：字起宗，元代医家，著有《脉诀刊误》。下称戴氏即是。
⑤ 刘三点：宋代医家刘开，字立之，号复真先生，以其指抚按三下，便洞悉受病之源，时号"刘三点"。著有《方脉举要》。
⑥ 亦非中候独无，但比浮沉无力：《脉理会参》卷中《芤脉》无此句。
⑦ 林慎庵：即清代医家林之翰，字宪百，号慎庵，著有《四诊抉微》。
⑧ 李士材：即明代医家李中梓，字士材，号念莪，著有《诊家正眼》。

和边字，则是上下之脉划然中断，而成阴绝阳绝之诊_{李士材}。

主病：病主失血。左寸心亏，右寸肺缺，左肝不藏血，右脾不摄血，左尺便血，右尺泄精_{余抑庵}。血虚不能濡气_{张石顽}。

参变：关芤，胸胀，为血瘀_{张三锡}①。

濡　脉_{阴。李士材以为阴中阳}

脉象：极软而浮，如帛在水中，轻手相得，按之无有《脉经》。浮小如水上浮帛，中沉二候俱不可得_{余抑庵}。虚软细，如絮浮水面，轻手乍来，重手乍去，不似微脉之如丝，弱脉之沉软_{张石顽}。轻诊不知，重按又不可得，稍久隐隐而来_{方谷}②。

考辨：濡脉之无根与散相类，但散从浮大而渐至于沉绝，濡从浮小而至于不见也_{余抑庵}。

主病：病主阴虚。浮主气分，浮可得，气犹未败；沉主血分，沉按全无，血已伤残，故曰阴虚。左寸惊悸、健忘，右寸虚汗；左关血不营筋，右关脾寒受浸③；左尺精枯，右尺火灭，两尺濡，泄泻不绝_{余抑庵}。濡为胃气不充_{张石顽}。

参变：人迎濡，气口有力，中气胀闷，属湿_{林慎庵}。热极脉亦濡弱_{刘河间}。久病老年尚可，少壮暴病见之为无根_{余抑庵}。

微　脉_阴

脉象：极细而软，按之或欲绝，若有若无《脉经》。极细极软，似有似无，欲绝非绝_{余抑庵}。细而稍长_{戴氏}。似有若无，欲

①　张三锡：字叔承，别号嗣泉，明代医家。著有《医学六要》（《四诊法》为其中之一）。

②　方谷：明代钱塘医官，著有《脉经直指》。

③　脾寒受浸：《脉理会参》卷中《濡脉》作"脾虚受侵"。

绝非绝，而按之稍有模糊之状，不似弱脉小弱分明，细脉纤细有力张石顽。

主病：病主气血大衰①。左寸惊悸，右寸气呼喘息，左关寒挛，右胃冷结，左尺阳衰，右尺精竭，阳微恶寒，阴微发热余抑庵。寸尺俱属气虚，与血无预张石顽。关微胀满，尺微消瘅②李濒湖。

参变：微脉，长病得之，多不可救，谓正气将绝也；卒病得之，犹或可生，谓邪气不重也余抑庵。右寸微，寒痞③，冷痰不化滑伯仁④。人阳经病，热多寒少，脉亦微；阴阳俱停，邪气不传，脉亦微张石顽。

革　脉 阴。李士材以为阳中阴

脉象：弦而芤张仲景。浮多沉少，外急内虚，状如皮革⑤余抑庵。如按鼓皮朱丹溪。弦大且数，浮有余，按不足⑥，如鼓皮，不似紧脉之劈劈、弦脉之按不移张石顽。

考辨：向以革脉即牢脉，非也。革浮牢沉，革虚牢实。三部革，长病得之死，卒病得之生⑦。《甲乙经》云：浑浑脉至如涌泉，病进而色弊。绵绵其去如弦绝者死。言其去不返。急如

---

①　气血大衰：《脉理会参》卷中《微脉》作"气血几无"。

②　尺微消瘅：《濒湖脉学·微》作"尺部见之，精血弱，恶寒消瘅痛呻吟"。

③　寒痞：《诊家枢要·脉阴阳类成·微》此上有"上焦"二字。

④　滑伯仁：即元代医家滑寿，字伯仁，晚号樱宁生，著有《诊家枢要》。

⑤　浮多沉少……状如皮革：《脉理会参》卷中《革脉》作"浮取即得，按之乃空，浑如鼓革"。

⑥　浮有余按不足：《诊宗三昧·师传·牢革》作"浮取强直，重按中空"。

⑦　三部革……之生：《脉理会参》卷中《革脉》在此句前有"叔和云"。

涌泉则浮取之，不止于弦大，而且数且搏且滑矣，曰弦绝，不止于豁然，且绝无根蒂矣余抑庵。

主病：虚寒相搏张仲景。主表寒，亦主中虚。左寸革，心血无余；右寸革，心衰气呼①。左关瘕疝，右关虚痛脾枯。男尺精亡，女尺血亏余抑庵。血亏及下部病张石顽。

参变：革为中风寒湿②李士材。

沉 脉阴。在卦为坎，在时为冬，在人为肾

脉象：举之不足，按之有余《脉经》。如水投石余抑庵。如绵里砂，内刚外柔杨氏③。沉行筋间，伏行骨上李濒湖。轻取不应，重按乃得，举指减小，更按益力，纵之不即应指张石顽。

主病：病为寒为积，主里。寸沉短气，胸痛引胁，或为痰饮，或水与血。关主中寒，因而痛积，或为满闷，吞酸筋急。尺主背痛，腰膝湿痹，浊痢淋漓。有力里实，或为痰食；无力里虚，或为气郁。沉弱虚衰，沉牢坚积，沉紧冷痛，沉缓寒食④水蓄，沉数内热身肿曰阳水，沉实热极，沉迟虚寒身肿曰阴水，沉涩血涩，沉滑痰饮，沉促食滞，沉伏吐利寸吐尺利，阴毒积聚阴伤寒余抑庵。沉为脏腑筋骨之应张石顽。沉迟冷结，沉牢冷瘤，沉弱阳虚，沉细虚湿，沉滑食滞，沉短痞塞⑤崔紫虚。

---

① 心衰气呼：《脉理会参》卷中《革脉》作"金衰气吁"。
② 革为中风寒湿：《诊家正眼》卷二《革脉》作"革主表寒，亦属中虚"。
③ 杨氏：即宋代医家杨登父，字士瀛，号仁斋，著有《医脉真经》等。下同。
④ 寒食：《脉理会参》卷中《沉脉》作"寒湿"。
⑤ 沉迟冷结……沉短痞塞：此二十四字《崔氏脉诀》无，语见黄宫绣《脉理求真》卷二《新增四言脉要》。

参变：沉涩，重按稍大，为热盛血虚_{朱丹溪}。六脉沉伏，两尺绝无，下焦结粪_{虞恒德}①。沉紧，表邪初感_{喻嘉言}。阳虚阴盛，阳郁内伏_{林慎庵}。左寸沉，内虚、悸怖、不寐；左关沉，里虚、惊恐；有力，里实、多怒_{徐春甫}②。阴逆阳郁《脉汇辨》。

伏 脉_阴

脉象：极重指按之着骨乃得《脉经》。脉行筋下_{戴同父}。重按艰涩，见于筋下③_{张石顽}。

主病：病为积聚，为癥疝，为少气，为忧思，为痛甚，为寒甚。两寸伏，气郁④。左关肝血在腹，右关寒凝水谷；左尺癥疝，右尺少火消亡。伏数热厥，阳气内结；伏迟寒厥，阴极将绝_{余抑庵}。为邪伏，或气郁血结，或留饮，或食积_{张石顽}。

参变：霍乱吐甚，痰疾脉伏⑤_{李濒湖}。伏脉，紧而有力，为阴中伏阳_{许学士}⑥。脉伏为风热之极，火甚则伏_{壶仙翁}⑦。两手伏

---

① 虞恒德：即明代医家虞抟，字天民，自号花溪恒德老人，著有《方脉发蒙》等。

② 徐春甫：明代医家，字汝元，号思鹤，著有《古今医统大全》等。"甫"原误作"圃"，今改。

③ 重按艰涩，见于筋下：《诊宗三昧·师传·动伏》作"重按涩难，委曲求之，附着于骨"。

④ 两寸伏，气郁：《脉理会参》卷中《伏脉》作"伏犯左寸，血郁之因。伏在右寸，气郁之征"。

⑤ 霍乱吐甚，痰疾脉伏：《濒湖脉学·伏》作"伏为霍乱吐频频，腹痛多缘宿食停。畜饮老痰成积聚，散寒温里莫因循"。

⑥ 许学士：即许叔微，绍兴二年（1132）中进士，医家谓之许学士。著有《伤寒九十论》等。

⑦ 壶仙翁：明代医家，具体不详。

为将发斑吕沧州①。脉伏，风暑乘虚入于阴分汪石山。外感将有正汗，脉伏不出程钟龄。脉伏，病多沉阴之分，隐深之地《脉汇辨》。妊娠恶阻，脉亦伏张石顽。

牢　脉 阴中阳

脉象：似沉似伏，实大而长，微弦②《脉经》。沉而有力，且大且弦且长余抑庵。弦大而长，按有余，举不足③，不似实脉流利、革脉按之空也张石顽。

考辨：实脉动而能移，牢脉动而不能移林慎庵。

主病：病主坚积与寒④。左寸牢，伏梁为病，右寸息贲；左关肝家血积，右关阴寒痃癖；左尺奔豚，右疝成疾余抑庵。

参辨：牢为气结。牢数为热，牢迟为寒林慎庵。胃气败，脉亦牢⑤张石顽。

实　脉 阳

脉象：脉大而长，微弦，应指幅幅然⑥，沉浮皆得《脉经》。

---

①　吕沧州：即明代医家吕复，字元膺，晚号沧州翁，故称。著有《诊切枢要》等。

②　似沉似伏，实大而长，微弦：《脉经·脉形状指下秘决第一》作"革脉，有似沉伏，实大而长，微弦"。

③　按有余，举不足：《诊宗三昧·师传·牢革》作"举之减小，按之实强"。

④　病主坚积与寒：《脉理会参》卷中《牢脉》作"牢主坚积，病在乎内"。

⑤　胃气败，脉亦牢：《诊宗三昧·师传·牢革》作"大抵牢为坚积内著，胃气竭绝"。

⑥　微弦应指幅（bì 必）幅然：《脉经·脉形状指下秘决第一》作"微强，按之隐指幅幅然"。

长大而坚，三候皆然_{余抑庵}。重浊滑盛，相应如参春，不似紧脉之进急不和_{张石顽}。

主病：病主实，大邪热、大积聚。左寸舌强，右寸咽肿_{肺病则呕}；左关肝火胁涵①，右关中满气涌；左尺便闭，右尺相火。实而兼紧，寒积稽留；实而且滑，痰凝为忧_{余抑庵}。邪气盛则实_{张石顽}。

参变：服凉药太过，激脉而成洪实兼数_{朱丹溪}。

弱 脉_阴

脉象：极软而沉细，按之乃得，举手无有_{《脉经》}。沉无力，柔小如帛，极细极软②_{余抑庵}。沉细而软，按之得，举之无，不似微脉按之欲绝、濡脉按之如无_{张石顽}。

主病：病主真阳虚与胃气虚_{张石顽}。左寸心虚，健忘惊悸；右寸肺虚，自汗短气。左关木枯挛急，右关寒水与谷③。左尺涸流，右尺阳寂_{余抑庵}。气虚脉弱_{柳氏}。寸弱阳虚，尺弱阴虚，关弱胃虚，弱小阳竭④_{李濒湖}。

参变：伤暑、中风、自汗，脉亦弱_{林慎庵}。弱为痿疾，弱为厥逆⑤_{方谷}。夏月伤冷，水行皮中，脉弱_{张石顽}。

---

① 涵：形义不详。《四诊抉微》云："实在左关，肝火胁痛。"

② 柔小如帛，极细极软：《脉理会参》卷中《弱脉》无此句。

③ 右关寒水与谷：《脉理会参》卷中《弱脉》作"右关土寒，水谷之疾"。

④ 寸弱阳虚，尺弱阴虚，关弱胃虚，弱小阳竭：《濒湖脉学·弱》作"寸弱阳虚命可知，关为胃弱与脾衰。欲求阳陷阴虚病，须把神门两部推"。

⑤ 逆：下至"迟以至数不及"共计 272 字，郑本阙如，据当代抄本补。

细 脉阴

脉象：小于微而长有①，但细耳《脉经》。沉直而软甚，弱脉较显于微余抑庵。往来如发，指下显然，不似微脉模糊张石顽。状如莠蓬②王启元③。

主病：病为血少气衰《脉经》。阳气衰弱，诸虚劳损。左寸细，怔忡不隐④，右寸呕吐气短，肝细阴枯，胃细长满⑤，左尺遗精泻利，右尺下元冷余抑庵。

参变：浮细自汗、喘急，沉细下血、血痢，脉□辨细为伤食滑伯仁。细数为伤暑，细数实为暑伤血分项彦章⑥。热极脉亦细涩程钟龄。弦细而芤，暑伤心胞络。太阴热邪，营气不行，亦细。或为中湿，或忧思过度张石顽。

迟 脉阴

脉象：一息三至，去来极慢《脉经》。呼吸定息不及四至，举按皆迟，不似涩脉之三五不调，缓脉之去来徐缓也张石顽。

考辨：迟脉与缓脉不同，缓以宽从⑦得名，迟以至数不及为义，故缓四至宽缓，迟三至不前也，二脉迥别余抑庵。

主病：病主寒。寸迟上寒，心痛停凝；关迟中寒，癥结挛

---

① 小于微而长有：《脉经·脉形状指下秘决第一》作"小大于微，常有"。

② 莠（yǒu友）蓬：狗尾草与蓬草。

③ 王启元：即元代医家王开，字启元。从窦汉卿学医，著有《重注标幽赋》《增注医镜密语》。

④ 怔忡不隐：《脉理会参》卷中《细脉》作"怔卧不稳"。

⑤ 长满：《脉理会参》卷中《细脉》作"胀满"。

⑥ 项彦章：即元代医家项昕，字彦章，著有《脾胃后论》《医原》等。

⑦ 宽从：《脉理会参》卷中《迟脉》作"宽纵"。

筋；尺迟火衰，溲便腿足疝痛等症。有力冷痛，无力虚寒。迟浮表冷，迟沉里寒，迟而兼涩血少，迟兼缓多寒湿，迟滑胀满，迟微衰息_{余抑庵}。

参变：热结胸，脉亦迟_{张仲景}。热内结，寒外郁，脉亦迟。脏气不足，邪气流连，脉迟_{张石顽}。

涩 脉_阴

脉象：细而迟，往来难，短且散，或一止复来《脉经》。迟浮细软，又迟细短，三象俱足_{余抑庵}。如雨沾沙_{通真子}。如病蚕食叶_{李濒湖}。涩脉，滞涩不前，不似迟脉之迟缓、缓脉之纡徐①、濡脉之绵软也_{张石顽}。

考辨：涩脉，李时珍以病蚕食叶为喻，谓其迟慢艰难。盖其往来迟难，有类乎止而非止。又曰细而迟，难且散者，浮分多，沉分少，类散非散也。须知极细极软，是②有若无，微脉；浮而且细且软，濡脉；沉而细软，弱脉。三脉似涩非涩_{余抑庵}。

主病：病为精血少。寸涩心病怔忡，关涩阴虚中热，左关胁胀，右关为土虚，尺涩遗淋血利，孕为胎病_{血不足}，无胎③血枯_{余抑庵}。涩为阴血亏，阳气盛_{张石顽}。脉涩寒湿，反胃结肠，自汗可测，涩小阴虚④_{崔紫虚}。

参变：涩大坚，有实热；涩虚软，虚炎也_{余抑庵}。涩为气血郁滞，又为污血_{朱丹溪}。涩为血少气凝，浮大而涩为虚_{程钟龄}。

---

① 纡（yū迂）徐：从容宽舒貌。
② 是：《脉理会参》卷中《涩脉》作"似"。
③ 无胎：《脉理会参》卷中《涩脉》作"无孕"。
④ 脉涩寒湿，反胃结肠，自汗可测，涩小阴虚：《崔氏脉诀》未见本句内容。

滞涩外邪，使气分不利《脉汇辨》。涩脉或食结、热结、湿结，虚涩卫气散失，阳衰不守，痰胶固结。又涩者，肺之燥张石顽。

结 脉阴

脉象：往来缓，时一止复来《脉经》。迟而歇止为结余抑庵。迟缓频见，歇而复来，不似代脉止而不能自还张石顽。

主病：病主阴邪凝结。左寸心寒疼痛，右寸肺虚气寒；左关瘕疝，右关痰食；左尺痿瘕①，右尺阴寒。结而居浮，积痛在外；结而居伏，积痛在内。热结膀胱，脉亦结②余抑庵。寒饮、虫积、死血、吐利，皆有结脉张石顽。

参变：结脉亦有阳虚张石顽。有力为积聚，无力为气衰余抑庵。

代 脉阴

脉象：动而中止③，不能自还，因而复动《脉经》。迟而止有常数为代，如数而止，不能自还，久始起余抑庵。脉至还入尺，良久方来吴氏④。代脉不似促结之复来有力也张石顽。

考辨：结促之止无常，代则有常，结促一止即来，代则久始至余抑庵。不似结促有力张石顽。阳搏阴为弦，阴搏阳为紧，阴阳相搏为动，虚寒相搏为革，阴阳分体为散，阴阳不续为代

---

① 痿瘕：《脉理会参》卷中《结脉》作"痿癖"。
② 热结膀胱，脉亦结：《脉理会参》卷中《结脉》无此句。
③ 动而中止：《脉经·脉形状指下秘决第一》作"来数中止"。
④ 吴氏：即明代医家吴崑，字山甫，号鹤皋，自号参黄子，著有《脉语》二卷。下同。

蔡西山①。

主病：病主脏衰，脾土败，吐利、中寒、不食、腹痛之症余抑庵。病为元气脱张石顽。代则气衰，或泄浓血崔紫虚。

参变：代脉见之霍乱亦不妨。关寸滑数，尺代，肾气绝，不治。骤病见代可生李士材。怀孕三月不忌，老年代脉可生余抑庵。

缓 脉阴。在卦为坤，在时为四季，在人为脾

脉象：阳脉浮大而濡，阴脉浮大而濡，阴脉与阳同等者为缓张仲景。往来小驶于迟②《脉经》。按之依依孙真人③。来往和匀，如初春柳，风微轻扬余抑庵。一息四至戴氏。如丝在经，不卷其轴，应指和缓，往来甚匀张太素④。如初春杨柳舞风杨元操⑤。如微风轻沾柳梢滑伯仁。从容和缓，不疾不徐，不似濡脉指下绵软张石顽。缓脉其形宽纵林慎庵。

主病：缓有神为胃气充，不主病张石顽。缓脉兼他脉，乃可定为病。缓浮伤气，胃气⑥不充。缓沉寒湿，营弱无力。缓而尤⑦细，湿痹为忌。缓弱气衰，缓涩血伤。左寸涩缓，少阴血虚。右寸浮缓，风邪。左关浮缓，肝风。右关沉缓，土弱浸湿。

---

① 蔡西山：即南宋著名理学家蔡元定，字季通，学者称西山先生，爱好医学，著有《脉经》一卷。

② 往来小驶于迟：《脉经·脉形状指下秘决第一》作"去来亦迟，小快于迟"。驶，形误，当作"駃"。駃，同"快"。

③ 孙真人：即唐代医家孙思邈，著有《千金翼方》等。

④ 张太素：明代医家，号青城山人，著有《订正太素脉秘诀》。

⑤ 杨元操：唐代医家，著有《黄帝八十一难经注》。后人因避清帝讳，将"玄"改为"元"。

⑥ 胃气：《脉理会参》卷中《缓脉》作"卫气"。

⑦ 尤：《脉理会参》卷中《缓脉》作"犹"。

左尺缓涩，精亏。右尺缓细，阳衰_{余抑庵}。缓，或风湿，或脾虚_{李濒湖}。缓大风虚，缓细湿痹，缓涩血伤，缓滑湿痰_{崔紫虚}。

参变：细弱缓为胆病_{汪石山}。宽缓，阳明热症，热在气分。脉缓在血分，脉数_{林慎庵}。右尺沉缓，女人月事多_{汪滑谷}①。

数　脉_阳

脉象：去来促急《脉经》。一息六至_{余抑庵}。呼吸六至以上，不似滑脉流利、动脉摇动_{张石顽}。

主病：主热病。寸数，口疮、肺痈、喘咳。关数，胃热，邪火上攻。尺数，相火。有力实火，无力虚火。浮数表热，沉数里热。阳数君②焚，阴数相③腾。左数阳亢，右数阴丧血失④_{余抑庵}。

参变：三部带数，重取虚豁，左大于右，为虚人太阳受寒_{朱丹溪}。数伏且牢为火郁_{虞天民}。数而大在中沉二候，至数不清，见于右关，为温疫_{吴又可}。数甚无力，温疫热蒸气散_{郑奠一}。数脉无神，阳衰_{林慎庵}。数按不鼓，虚寒相搏_{汪子良}⑤。胃中虚冷，中气大虚，脉亦数。少火气衰，壮火食气，脉皆见数。大软多阳虚，弦细多阴虚_{张石顽}。

滑　脉_{阳中阴}

脉象：往来前却流利，展转替替然，与数相似《脉经》。数

---

① 汪滑谷：具体不详。

② 君：君火，心火。

③ 相：相火，肝肾之火。

④ 左数阳亢，右数阴丧血失：《脉理会参》卷中《数脉》作"右数阳亢，左数阴丧，阴血丧失"。

⑤ 汪子良：即明代医家汪宦，字子良，号心谷，著有《脉理集要》等。

流利为滑，盘珠荷露之象_{余抑庵}。举之浮紧，按之滑石，不似紧脉之往来劲急，滑脉无无力之象_{张石顽}。

主病：病主痰。寸滑，咳嗽、胸满、吐逆。关滑，胃热、壅气、伤食。尺滑，淋漓或为痢积、男子溺血、女子经郁或下焦蓄血。两寸滑，痰火；一手滑，半身不遂。浮滑风痰，沉滑痰食，滑数痰火，滑短气塞，滑而浮大，淋痛尿涩；滑而浮散，中风瘫痪；滑而中和①，娠孕无讹_{余抑庵}。气虚不能统血_{张石顽}。

参变：滑脉血盛，兼浮者阳，兼沉者阴，是以或热或寒，惟辨之以浮沉尺寸_{余抑庵}。滑脉见寸为大热，阳与阳并也；见尺为大寒，火不胜水，从寒水化也_{李东垣}。阴气有余，少气多血_{张石顽}。滑大无力，气虚_{盛启东}②。

紧 脉_{阳。李士材以为阴中阳}

脉象：如转索无常_{张仲景}。数如切绳《脉经》。数而有力，左右弹手，如转索如急绳_{余抑庵}。如纫箅线③_{朱丹溪}。如转索，按之实而不坚，不似弦之端直、牢革之强直搏指_{张石顽}。

考辨：紧脉与实脉相似，而实相悬。紧为寒束，故其象绷急而不宽舒。实者邪为火迫，故其象刚强而不和柔，不可混淆。紧脉，热为寒束，寒主北方刚劲，故急中复见左右弹手也_{余抑庵}。紧脉不必六至弦急④，左右弹如紧绳_{李士材}。

---

① 中和：《脉理会参》卷中《滑脉》作"冲和"。

② 盛启东：即明代御医盛寅，字启东，著有《医经秘旨》二卷。

③ 箅（bǐ 比）线：即竹篾，虽可作线，着手紧硬。箅，竹制捕鱼器，或竹笼，以竹篾扎成。

④ 紧脉不必六至弦急：《诊家正眼》未见此句。

主病：病主寒邪诸痛。左寸，心满痛急。右寸紧，伤寒、咳嗽。左关人迎浮紧，伤寒。右关气口沉紧，伤食。左尺脐下痛，右尺奔豚、疝、中恶。浮紧邪炽，沉紧寒积，紧洪痈疽，紧数中毒，紧细疝瘕，紧实胀满_{余抑庵}。紧为寒束之象，或寒包热_{张石顽}。

参变：紧脉不宜于内伤杂病之人见之，为正气与胃气俱虚，一味邪气用事_{林慎庵}。人迎浮紧为表，否则多入里之症_{张石顽}。

促　脉_阳

脉象：来数①，时一止复来《脉经》。数，一止如趋之蹶②_{余抑庵}。如蹶之趋，疾止不常_{黎氏}。往来数，或一止复来，不似结脉之迟缓_{张石顽}。

主病：病主火亢物停。左寸见促，心火；右寸见促，咯咯肺鸣。左关血滞，右脾食凝。左尺逢之，遗滑堪惊；右尺逢之，灼热无阴_{余抑庵}。为阳盛邪内陷_{张石顽}。

参变：促脉，因人身之气血凝注，阻其运行而歇止者为轻。真元衰，阳弛阴涸，失其揆度③，歇止者为重。促脉，得于脏气乖违者十之六七，得于真元衰备者十之二三。或因气滞，或因停痰，或因血凝，或因食壅，均是_{余抑庵}。气滞怒激其火，脉亦促_{汪石山}。血瘀发斑，脉亦促_{李士材}。表邪未尽，邪去欲解，气逆凝滞_{张石顽}。

---

① 来数：《脉经·脉形状指下秘决第一》作"来去数"。
② 蹶：疾行。
③ 揆度：犹言"常度"。

动　脉_阳

脉象：动脉见于关上，无头无尾，如豆大，厥厥动摇_{张仲景}。厥厥摇动，见于关上，不似滑脉，滑数流利_{张石顽}。或前有后无，或前无后有_{汪子良}。

考辨：动脉两头俯，中间起，与短似，但短脉为阴，不数不硬不滑，动脉不然。仲景云：阳动汗出，阴动发热。成无己曰：阴阳相搏，则虚者动。故阳虚阳动则出汗，阴虚阴动则发热。旧说动只见关上，可不辨自明矣_{余抑庵}。

主病：病主阴阳相搏。左寸动，惊悸不宁；右寸动，自汗。左关拘挛，右关脾疼；左尺亡精，右尺龙火奋升_{余抑庵}。

参变：动脉关前为阳，关后为阴_{李士材}。邪中气虚亦动_{张石顽}。

疾　脉_阳

脉象：七至八至_{余抑庵}。急疾，不实大，不似洪脉只[1]大且数而不燥疾_{张石顽}。

主病：病主阳极阴竭。左寸弗戢[2]自焚，右寸金被火乘；左绝肝血，右竭脾阴；左尺涸辄[3]，右尺相烈_{余抑庵}。

参变：妊妇将产，脉离经则疾_{余抑庵}。疾按不坚为寒_{李东垣}。

弦　脉_{阳中阴。在卦为震，在时为春，在人为肝。以下三脉浮沉迟数总有}

脉象：状如弓弦，按之不移_{张仲景}。端直长纤挺然，指下轻

---

① 只：《诊宗三昧·师传·细疾》作"既"。
② 戢（jí）：收敛。
③ 涸辄：《脉理会参》卷中《疾脉》作"涸辙"。

虚而滑_{余抑庵}。端直以长，举按皆得，不似紧脉转索、革脉弦劲①_{张石顽}。

主病：病主肝风、痛、疟、痰饮。左寸心痛，右寸胸痛；左关痰疟、痃癖，右关胃寒痛；左尺饮在下焦，右尺挛疝难瘳。弦搏为饮，弦急为疝，弦乍迟乍数为疟。弦浮支饮，或感外邪；弦沉悬饮，或肝气疼。弦数多热，弦迟多寒。弦大主虚，弦细拘急。阳弦头痛，阴弦腹痛。单弦饮癖，双弦重寒。脉来如引二绵_{余抑庵}。

参变：《经》曰：少阳之气，温和软弱，故脉弦。其气来而实强，为太过，病在外；其气来不实而微，为不及，病在中。在外，则令人怒；在中，令人胸胁痛引背，胀满。弦为初春之象，长为暮春之象。病人双关弦，谓之双弦，不治_{余抑庵}。弦软病轻，弦硬病重_{潘邓林}②。弦脉似缓血燥_{朱丹溪}。弦为气结_{项彦章}。弦为肾虚③，弦脉，阳中伏阴_{张石顽}。双弦为饮，并出而细_{汪子良}。

长　脉_阳

脉象：首尾俱宽，直上直下，过于本位，弦轻软而急④，加以有余宽象_{余抑庵}。不大不小，迢迢⑤自若_{朱丹溪}。迢迢过于本位，三部举按皆然，不似大脉举之盛，按之衰⑥也_{张石顽}。

考辨：长脉，昔人谓长过本位，李士材先生非之。愚谓过

---

① 弦劲：《诊宗三昧·师传·弦缓》作"劲如弓弦"。
② 潘邓林：即明代医家潘楫，字硕甫，号邓林，著有《医灯续焰》。
③ 弦为肾虚：《诊宗三昧·师传·弦缓》中未见此句。
④ 弦轻软而急：《脉理会参》卷中《长脉》未见此句。
⑤ 迢迢：遥远，这里指脉体长。
⑥ 衰：《诊宗三昧·师传·长短》作"少力"。

于本位者，宽有余，不拘束于位中之意也。岂真过哉？如过则上为溢脉，下为覆脉也。长短二脉为有余不足之象，长类乎弦而盛于弦，短类乎动而衰于动，弦脉急，长脉缓，动滑且数，短涩且迟余抑庵。

主病：病主有余，气逆火盛。左寸君火，右寸满逆，左关木实，右关土郁闷胀，左尺奔豚，右尺相火。长在上为吐，在中为饮，在下为疝。长坚搏气病，长洪癫狂，长硬满火亢余抑庵。

参变：长和缓为平脉。邪盛脉长，邪退亦长，阴阳不充张石顽。长缓滑，气滞余抑庵。

短　脉阴

脉象：应指而回①，不能满部李濒湖。短如动脉之两头俯，中间起，但涩小不满部余抑庵。不及本位，不似小脉小弱不振，尺寸则有，关部全无张石顽。

主病：病主气虚。左寸心神不定，右寸肺虚头痛，左关肝伤，右关胃病，左尺少腹痛，右尺真火无余抑庵。无力气虚，有力为壅杨仁斋。

参变：短脉应秋，主肺。短脉见气衰。若短而沉涩则气病矣。关短宿食，衰衰之人脉短余抑庵。痰食气阻张石顽。

大　脉以下四脉见张石顽所列之三十二部

脉象：应指满溢，不似长脉但长不大、洪脉之大且数张石顽。

---

① 回：原误作"迴"，据《濒湖脉学·短（阴）》改。

主病：病有虚实阴阳之异，须兼他脉定之_{张石顽}。浮取若洪，沉取无力，为血虚_{滑伯仁}。

小 脉

脉象：三部皆小，指下显然，不似微脉之微弱依稀、细脉之细如发、弱脉之弱不前、短脉之首尾不及_{张石顽}。

主病：有力略见滑象者实热，否则多属不足之症_{张石顽}。在阳气弱，在阴血弱_{滑伯仁}。

清 脉

脉象：轻清缓滑，流利有神，似小弱非细微，不似虚脉之不胜按、微脉之纤①、缓脉之纵、弱脉之软_{张石顽}。

主病：脉素清虚，虽有客邪壮热，脉不能鼓盛，不可以为症实脉虚_{张石顽}。

浊 脉

脉象：重浊洪盛满指，浮沉有力，不似洪脉按之软、实脉举之小、滑脉流利、紧脉转索_{张石顽}。

主病：脉平素重浊，因病蹇涩②，此乃气血凝滞，痰涎胶固，不以平时浊论_{张石顽}。

脉之宜忌

伤寒，未汗，宜阳脉，忌阴脉；已汗，宜阴脉，忌阳脉_余

---

① 纤：《诊宗三昧·师传·清浊》作"软弱依稀"。
② 蹇（jiǎn 俭）涩：不顺利。

抑庵。

中风，宜浮迟，忌数急_{余抑庵}。亦忌坚大_{崔紫虚}。

咳嗽，宜软弱缓滑，忌涩数坚大_{张石顽}。

喘急，宜浮滑，忌短涩_{余抑庵}。

吐血，宜沉细①，忌实大_{余抑庵}。

虚损，宜迟滑，忌急疾②_{余抑庵}。虚劳，忌弦数_{崔紫虚}。

骨蒸，忌微弱无神_{崔紫虚}。

下利，宜沉细，忌浮大_{余抑庵}。

腹胀，宜浮大，忌沉细_{余抑庵}。

水肿，宜浮大，忌沉细_{余抑庵}。肿，宜软弱缓滑，忌涩数坚大_{张石顽}。

小便闭，忌涩小_{崔紫虚}。淋症，亦忌涩小_{林慎庵}。

遗精，忌急虚浮大_{李士材}。

带下，忌急疾_{李士材}。

疝症，忌小弱_{林慎庵}。

消症，忌细微及短涩_{林慎庵}。实大，病久可治；悬小，病久不可治_{张景岳}。

癥瘕，宜沉实，忌虚弱_{余抑庵}。

崩漏，忌实大_{李士材}。

头痛，忌短涩_{林慎庵}。

心痛，忌短涩_{李士材}。

大热，忌微弱_{崔紫虚}。

湿热，忌微涩_{崔紫虚}。

---

① 细：《脉理会参·诸病宜忌脉》作"小"。

② 宜迟滑，忌急疾：《脉理会参·诸病宜忌脉》作"宜软缓，忌细数"。

积，忌沉细_{崔紫虚}。

伤暑，忌滑实_{林慎庵}。

温疫热症，宜数盛有力，忌细小无力_{张石顽}。

中寒、中暑、中暍，宜细小流连，忌数实坚大_{张石顽}。

呕吐，宜软弱缓滑，忌涩数坚大_{张石顽}。

死症脉（《素问》原文）

前曲后居，如操带钩，曰心死。

如物之浮，如风吹毛，曰肺死。

急益劲，如新张弓弦，曰肝死。

锐坚如鸟之喙，如鸟之距，如屋之漏，如水之流，曰脾死。

发如夺索，辟辟如弹石，曰肾死①。

脉至浮合，浮合如数，一息十至以上，是经气予不足也，微见九十日死。

脉至如火薪然，是心精之予夺也，草干而死。

脉至如散叶，是肝气予虚也，木叶落而死。

脉至如省客，省客者脉塞而鼓，是肾气予不足也，悬去枣华而死。

脉至如丸泥，是胃精予不足也，榆荚落而死。

脉至如横格，是胆气予不足也，禾熟而死。

脉至如弦缕，是胞精予不足也，病善言，下霜而死，不言可治。

脉至如交漆，交漆者，左右旁至也，微见三十日死。

脉至如涌泉，浮鼓肌中，太阳气予不足也，少气味，韭英

---

① 前曲后居……曰肾死：语见《素问·平人气象论》。

而死。

脉至如颓土之状，按之不得，是肌气予不足也，五色先见，黑白垒发死。

脉至如悬雍，悬雍者，浮揣切之益大，是十二俞之予不足也，水凝而死。

脉至如偃刀①，偃刀者，浮之小急，按之坚大急，五脏菀热，寒热独并于肾也，如此其人不得坐，立春而死。

脉至如丸，滑不直手，不直手者，按之不可得也，是大肠气予不足也，枣叶生而死。

脉至如华者，令人善恐，不欲坐卧，行立常听，是小肠气予不足也，季秋而死②。

---

① 偃刀：刀名。刀头形似半月，故名。
② 脉至浮合……季秋而死：语见《素问·大奇论》。

卷　下

张石顽云：古人历陈某脉某病，凿凿诸例，宗之亦似向泥人祈祷，有时灵应，有时不灵应，必除得胸中落索，方能触类旁通，一无余蕴。

张石顽云：王氏《脉经》、全氏《太素》，多拾《经》语，溷厕①杂毒于中，偶一展卷，不无金屑入眼②之憾。他如紫虚《四言》、丹溪《指掌》、婴宁《枢要》、濒湖《脉学》、士材《正眼》，靡不称誉于时，要皆刻舟求剑、按图索骥之说。吾当以三昧③水涤除尘见，显示活法悟门，不涉纤微陈迹，便可言下荐机。要知冰即是水，别传之义，原不外轩岐仲景，祖祖相承之心印耳。

余抑庵云：《素问·脉要精微论》曰："持脉有道，虚静为保。"言医者于持脉之间，必虚其心，无杂念，静其身，无燥动，然后神闲气定，乃能得脉之真。中病之窍，而人赖之以保其生也。先圣之垂训，其谆切也如此。今人则不然。诊视之际，如优人登场，关目略具而已。又且意在探病，罔窥精微，心忆方书④，瞻顾不定，此全恃闻问功夫，与"虚静"二字正相反也。间有高明之士，又往往故示神奇，才一下指，辙⑤尔举方。

---

① 溷（hùn 混）厕：厕所。

② 金屑入眼：《五灯会元》："金屑虽贵，落眼成翳。"此指只是拾取《内经》中的只言片语，而非指障碍。

③ 三昧：佛教语。指正定无邪见之境。

④ 心忆方书：《脉理会参·持脉论》作"心意方尽"，当是。

⑤ 辙：《脉理会参·持脉论》作"辄"，当是。

夫脉必三部九候①，方合经旨。今即不能尽依古人，亦须逐一详审，庶乎有据。若一视便谓了然，虽岐黄复生，恐亦不能②若此也。嗟嗟！病者竭诚而来，医者以如是应之，宁不以人为草菅乎？况乎二十八脉之权变，未必其果达也。于是制为一律之方，但用和平轻淡之品，无论寒热③，人人可服。服之不效，则久服之，久服不效，归于人命。不知和平轻淡之品，虽不害人，实不能泻，虚不能补，病久渐即于殆，因循误之，犹之治国，大奸不除，人荒不救，酿成祸乱，以致危亡。病之不保，亦同皆缘脉之不审，医者可不自省哉！

卢子由④云：诊法多端，全凭指法捷取。食指肉薄而灵，中指则厚，无名指更厚且木。是必指端棱起如线者，名曰指目，以按脉中之脊，无论洪大弦革，即小细丝微，咸有脊焉。真如目之视物，妍丑毕具，故古人称诊脉为"看脉"，可想见其取用矣。

滑伯仁曰：取脉之要有三，曰举、按、寻。轻手寻之曰举，重手取之曰按，不轻不重委曲求之曰寻。又举必先按之，按则必先举之，以举物必自下而上，按物必自上而下也。

林慎庵云：凡诊先以三指齐按，所以察其大纲，如阴阳、表里、上下、来去、长短、溢脉覆脉之类是也。后以逐指单按，所以察其部分。每部下指，先定经脉时脉，以审胃气，分表里、寒热、虚实，辨血分气分、阴阳盛衰、脏腑所属、浮候中候沉

---

① 候：字后《脉理会参·持脉论》有"每候五十"四字。

② 能：字后《脉理会参·持脉论》有"神异"二字。

③ 热：字后《脉理会参·持脉论》有"虚实"二字。

④ 卢子由：即明末医家卢之颐，字子由，号晋公，自号芦中人，著有《学古诊则》等。

候，以消息之。何部异于众部，便属此部有病，候其盛衰之极者以断之。

滑伯仁云：脉有上下来去至止，不明此六字，则阴阳虚实不别也。上者为阳，来者为阳，至者为阳；下者为阴，去者为阴，止者为阴。上者，自尺部上于寸口，阳生于阴也；下者，自寸口下于尺部，阴生于阳也。来者，自骨肉之分而出于皮肤之际，气之升也；去者，自皮肤之际而还于骨肉之分，气之降也。应曰至，息曰止也。张景岳曰：大都脉代时，宜无太过无不及，自有一种雍容和缓之象，便是胃气之脉。

林慎庵云：凡脉缓而和匀，不浮不沉，不大不小，不疾不徐，不长不短，应手中和，意思欣欣，悠悠扬扬，难以名状，此真胃气脉也。

朱改之①云：脉健旺者，按之柔和；微弱者，按之应指，便是胃气合。微弦微钩，以观自得之矣。

盛启东云：举按坚强，搏击有力，或微渺在骨，按不可得，胃气绝也。

张三锡云：人肥白，脉多沉弱而濡或滑，以形盛气虚，多湿痰故耳；人黑瘦，脉多数疾或弦，以阴水不足，火常盛故耳。

吴鹤皋云：神气充实，一手或两手脉上鱼际，必寿；素无此脉，一旦见者，阴乘阳也，为逆气喘息。

杨仁斋云：阳脉，人虽病寒，常浮洪；阴脉，人病虽热，常微细。

张世贤②云：尺脉而见阳脉，乃阳乘于阴，阳脉之中，虽

---

① 朱改之：生卒年代不详，《四诊抉微》载有其医著。
② 张世贤：明代医家，字天成，著有《图注脉诀》等。

时沉涩而短，此乃阳中伏阴；寸部而见阴脉，乃阴乘于阳也，阴脉之中，虽时浮滑而长，此乃阴中伏阳也。

张石顽云：春脉弦，见于人迎，肝气自旺也。设反见于气口，又为土败木贼之兆。或左右①关虽弦，而小弱不振，是土衰木萎，法当培土荣木。设用伐肝之剂，则脾土愈困矣。或肝病证剧，六脉绝无弦脉，是脉不应病，亦不可治。举此以为诸脉之例，不独肝脏为然也。

张石顽云：盛启东以"新病之死生，系右于天脉；宿病之死生，系左手之关尺"。盖新病谷气犹存，胃脉自应和缓，即因邪鼓大，因虚减小，然须至数分明，按之有力，不至浊乱，再参语言清爽，饮食知味，胃气无伤。如脉至浊乱，至数不分明，神昏语错，病气不安，此为神识无主，苟非大邪瞑眩，岂宜见此？久病左关尺软弱，按之有神，可卜精血之未艾，他部虽危，治之可生。若尺中弦紧急数，按之搏指，或细小脱绝者，法在不治。缘病久胃气向衰，又当求其尺脉为先天之根气也。

盛启东云：诊得浮脉，要尺有力，为先天肾水可恃，发表无虞；诊得沉脉，要右关有力，为后天脾胃可凭，攻下无虞。

储种山②云：凡病寒热，以迟数为标，虚实为本。且如热症见数脉，按之不鼓而虚者，为元气不足。虚火游行于外，乃假热也，作不足治之。如诊而实，方为真也。且如寒症见迟脉，诊之鼓击而实，为邪火伏匿于中，乃假寒也，当作有余治之。如诊而虚，方为真也。

林慎庵云：久病无脉，气绝者死。暴病无脉，气郁可治，

---

① 右：《诊宗三昧》无。
② 储种山：清代医家，擅内科。

伤寒、痛风、痰积、经闭、忧惊、折伤、关格、吐利、气运不应，斯皆勿虑。

林慎庵云：凡大吐后，有脉伏二三日不出者，不可因其无脉，而遽断为死证也。

杨仁斋云：祟家面色黯惨，脉乍大乍小，乍有乍无，或邪视如淫脉，错杂不伦，或刮驶暴至，或沉伏，或双弦，或钩啄，或衮①运，或横格，或促散，或尺部大于关寸，或关部大于尺寸，是皆染祟得之。刮驶钩啄，多见于脾；洪运衮衮②，多见于肝；横格促散，多见于心肺。大抵祟家，心脉洪散，肝脉洪盛，尤可验焉。

皇甫氏③云：初病，谵语，六部无脉，然切大指之下、寸口之上却有动脉，谓之思脉也。

林慎庵云：脉症不应，舍症从脉，舍脉从症。有从一分脉二分症者，有从一分症二分脉者。有清高贵人，两手无脉，有左大右小，左小右大，概从症治。

张景岳云：痛在经者，脉多弦大，痛在脏者，脉多弦微。又内伤之脉，其紧其来也渐；外感之脉，其紧其来也陡。以此辨之，似紧非紧，但较之平昔稍见滑疾，亦外感轻症，或初感而未甚。

张石顽云：草木无心，其皮干茎叶皆有脉络贯通，以行津液；顽石无知，亦中怀脉理，以通山泽之气。适当亢旱阴霖，

---

① 衮（gǔn滚）：卷曲。

② 衮衮：相继不绝貌。

③ 皇甫氏：皇甫中，字云洲，明代医家，著有《明医指掌》10卷，《伤寒指掌》14卷。

也。至如"至实有赢①状，至虚有盛候"，阴症似阳，阳症似阴，非察天地阴阳之故，运气经脉之微，鲜不误者。盖积在中，实也。甚则默默不欲语，肢体不欲动，或眩晕昏花，或泄泻不食，皆"大实有赢状"也。正如食过饱，反倦怠嗜卧也。脾胃损伤，虚也。甚则能满，而食不得入，气不得舒，便不得利，皆至虚而有盛候也。正如饥而过时，反不思食也。脾胃虚损，真阴症也。阴甚之极，往往格阳，面目红赤，口舌裂破，手扬足掷，语言错妄，有似乎阳也。正如严冬惨肃，而木泽腹坚，坚为阳刚之象也。邪热未解，真阳症也。阳甚之极，往往发厥，厥则口鼻无气，手足逆冷，有似乎阴也。正如盛夏炎灼，而林木流津，津为阴柔之象也。诸凡疑似之症，不可更数。一隅反三，是有望乎智者。大抵症既不足凭，当参之脉理；脉又不足凭，当取之沉候。彼假症之发现，皆在表也，故浮取脉，而脉亦假焉；真症之隐伏，皆在里也，故沉候取脉，而脉可见耳。更察禀气之厚薄、症之新久、医之误否，然后济以汤丸，何莫非仁人君子之泽耶？

李士材云：《经》曰："亢则害，承乃制。"此太过之患。亢者，太过于上，而不能下也。承也，亢极则反受制。如火本克金，克之太过则为亢。而金之子为水，可以制火，乘其火虚来复母仇，而火反受制。在脉则当何如？曰："阳盛之脉必洪大"，至阳盛之极，而脉反伏匿，阳极似阴也。此乾之上九，亢龙有悔也。阴盛者，脉必伏微。至阴盛之极而脉反燥疾，阴极似阳也。此坤之上六，龙战于野也。亢过极者，反兼胜己之化也。

---

① 赢：据上下文意，当作"赢"，形近而误。《苏沈良方》："至虚有盛候，大实有赢状。"

程钟龄云：脉有要诀，胃、神、根三字而已。脉必兼有和缓悠扬之意，乃为胃气。凡脉有胃气者，生；胃气少，病；胃气尽，不治。夫胃气全亏，则大可危；胃气少乖，犹为可治。即当于中候，求其神气。中候者，浮中沉之中也。如数，则热；迟，则寒；有力，则神矣。若中候不复有神，清温之剂难恃。虽然神气不足，犹当察其根气。根气者，沉候应指是也。三部九候，以沉为根，两尺又根中之根。《脉诀》云："寸关虽无，尺犹未绝，如是之流，何忧殒灭？"历试之，询非虚语也。

张景岳云：外感之脉，大兼紧为病进。若先小后大，及渐大渐缓，为胃气至，病将退也。

朱丹溪云：杂症脉沉，属痰，宜吐之。脉诸大为虚，两关脉沉细，纯虚也。

张石顽云：贵显之脉常清虚流利，富厚之脉常和滑有神，贱者之脉常浊壅多滞，贫者之脉常蹇滞少神。尝富贵而后贫贱，脉不能流利和滑，久按索然，因血气不调也，症治亦有不同。富贵之人，恒劳心肾，症脉多虚，即有客邪，大汗、大下皆忌。贫贱之人，内外未尝温养，筋骸素惯疲劳，脏腑经络一皆坚固，即有病苦忧劳，不能便伤神志，药忌过补。若先贵后贱，先富后贫，中气多郁。用药宜随人施治。

张石顽云：肥盛之人，胃气沉潜，纵受客邪，脉每不即见表症。

张石顽云：春弦、夏洪、秋毛、冬石，总宜有中和之象，方为正脉①。

---

① 春弦……方为正脉：《诊宗三昧》无。

沈朗仲①云：虚在阴分且有火，即感客邪，脉不浮紧，然较平时少旺。

张石顽云：脉若草之初生，软弱招招，为乙木；微弦而浮带数，为甲木；累累微曲，略大见濡，为丁火；虚大浮洪，为丙火；和缓舒徐，为己土；浮于皮毛间，指下轻虚，重按不散，为辛金；按之沉濡而滑，为癸水。若缓加之以浮，为风乘戊土；浮加之微涩，为庚金不足。脉沉，举之浮紧，又为壬水受邪之象。诸经本脉，仍看现于何位，以定其症，非一概论也。

张飞涛②云：大寒至春分为初之气，脉乍大、乍小、乍短、乍长。

张石顽云：气口脉浮大，按之涩，脉数而滑，脉迟而滑，两手脉模糊不清，皆宿食伤食，有滑涩之异。脾胃虚则脉涩，不虚多滑，兼寒则紧，兼冷则沉细，可下与否宜详之③。

张石顽云：结、促、代、伏，皆为伤寒。生死关捩④，并为详识。结则寒，伏于中；促则热，结于内。代脉杂症，死。在伤寒，则寒邪水饮停蓄，因正虚邪伏不解。伏脉初起，头痛发热，此寒邪不得发越。若初起发热头痛，方除已后，厥逆无脉，为阳厥；初起不发热无头痛，便厥冷、吐利，直中阴经也⑤。

陈远公云：脉随血而行，而血随时而运。行至克我之脉，则病重；行至生我之脉，则病轻。盖金脉逢金时必旺，木脉逢

---

① 沈朗仲：明代医家沈颋，字朗仲，李中梓门人，著有《病机汇论》。
② 张飞涛：疑为清代医家张飞畴，即张倬，张石顽之子。
③ 气口脉浮大……可下与否宜详之：《诊宗三昧》无。
④ 关捩（lì力）：关键。
⑤ 结促代伏……直中阴经也：《诊宗三昧》无。

金时必衰。故木病值寅卯，则木当令，逢申酉则失时。详寅卯申酉之旺衰，即知金木之病情与症也。余可推之。

陈远公云：脉有神者，指下有条理，先后秩然不乱，此神之至也。按指充然有力，此神之次也。微微鼓动亦谓有神。

陈远公云：脉有同中之异，异中之同。盖脉无一定之形，必兼两脉而并见，故必察其同异。知其同中之异，治其异，不必顾其同；知其异中之同，治其同，不必顾其异。

陈远公云：脉有兼见，以观其变；独见，以显其常。

陈远公云：胃旺，则脉愈微；胃衰，则脉愈盛。

陈远公云：死亡之脉，骤见可治。以脏腑初绝，尚有根也。时日已久，不可治。

徐洄溪①云：病有宜从症，宜从脉，必有一定之故。审之既真，则病情不能逃，否则不为症惑，即为脉惑矣。

徐洄溪云：假实之症，形实而神衰，其脉浮、洪、芤、散；假虚之症，形衰而神全，其脉静、小、坚、实。

林慎庵云：《汇辨》"涩脉"有外邪相袭，使气分不利而成滞涩，胃气散失，使阳衰不守而成虚涩。

林慎庵云：迟脉主热，以壅结隧道不利，失其常度，变迟数。脉主寒，乃阳虚阴盛所生，逼阳于外，缓兼长大，热在气分。他如浮脉主里，沉脉主表，滑为血蓄，涩为气滞，须知活看。

林慎庵云：《内经》"代脉"之义不同。有指至数之代，有言形体之代，有言气候之代，不必定在五十四十动一止之谓也。

---

① 徐洄溪：即清代医家徐大椿，字灵胎，晚号洄溪老人，著有《医学源流论》等。

林慎庵云：脉出尺外，谓之产门。见脉指南，是为有妊。

郑奠一云：时疫之脉，必数。夹水在胸膈，其脉多缓，甚则弦迟。夹郁脉多沉，夹脾虚脉多不任寻按，夹瘀血脉每芤涩。

林慎庵云：温邪转入阳明，脉多纵缓，人每错认为虚。虚大之脉，浮大而空，按之微细。纵缓之脉，浮、中、沉三候皆软大也。

孙对薇①云：表脉属阳，以活动为性，体中宜有静顺之阴，里脉属阴，以静顺为性，体中宜有活动之阳，乃相依倚。若表脉惟散尖洪大，里脉惟蹇迟细小，乃阴阳不和之象。

林慎庵云：代脉，王氏撰出死期。若谓一脏无气，可延三四岁之久，岂无治而得生者？且一脏无气，又安能三四岁之久乎？故代脉须审症，以定死生。

林慎庵云：瘀血初积，脉滑。及其凝聚已久，脉必变涩。中宫②有痰与食亦然。初停时，中气不能转输之速，津液尚润，脉滑。久之，津液枯燥，则涩。

张石顽云：产后寒热，若寸口脉微，为阳不足，阴气上入阳中而恶寒。尺脉弦，为阴不足，阳气下陷阴中而发热③。

张南阳云：残贼，脉弦、紧、浮、滑、沉、涩。

林慎庵云：方谷谓脉不可纯缓，必兼四时五脏脉方吉。

张南阳云：伤寒，见缓脉病退；杂症，见缓脉病进。

汪子良云：病退数存，未尽为乐；数退症危，真元已脱。

林慎庵云：证变多端，脉渐小弱，元气与病气俱脱也。

---

① 孙对薇：即明代医家孙文胤，字对薇，又字薇甫，号在公，著有《先天脉镜》等。

② 中宫：指中焦。

③ 产后寒热……阴中而发热：《诊宗三昧》无。

张石顽云：芤脉而有一部独弦，或带、结、促、涩、滞者，为阳气不到，中夹阴邪，是即瘀血所结。故芤脉须辨一部二部，或一手两手，而施攻补，此方为合法。

张石顽云：冲脉直上直下而中央牢，督脉直上直下而中央浮，任脉横寸口边，丸丸紧细而长，阳维尺外斜上至寸而浮，阴维尺内斜上至寸而沉，阳跷寸口左右弹浮细，阴跷尺内左右弹沉细，带脉中候左右弹横滑。

张石顽云：人迎斜内向寸，三阳经满溢，入阳维之脉①。

叶天士云：冲、任、跷、维诸脉，肝肾属隶。

张石顽云：妇人脉法，全在冲任。其脉常随肝肾而行，左尺微涩，或尺浮，或尺滑，断绝不匀，或肝脉沉而急，皆无子②。

陈远公云：妇人左尺旺为正旺，男子则不宜也。

张石顽云：妇人脉，尺内阴脉搏指，与寸口阳脉迥别，《经》云"阴搏阳别，谓之有子"是也。

张石顽云：妇人经水二三月不来，脉微滑而数，不间断，其间虽身有病而无邪脉，不涩不伏，不弦劲，即是孕脉。尺数而旺亦然。或两寸浮大，两关滑利，两尺滑实带数，亦是孕脉。若尺内虚大弦数，谓阴虚阳搏，非胎脉，勿误认。

朱丹溪云：妊脉，寸微关滑尺带数，利流往来并雀喙。

朱丹溪云：妊脉初时，寸微小，呼吸五至。三月，尺脉数。

张石顽云：妇人脉滑和而代，二月胎也；滑疾，按之散，三月胎也；滑疾，重手按之不散，五月胎也③。

---

① 人迎斜内向寸，三阳经满溢，入阳维之脉：《诊宗三昧》无。
② 妇人脉法……皆无子：《诊宗三昧》无。
③ 妇人脉滑……五月胎也：《诊宗三昧》无。

戴同父云：妇人脉滑疾，按之微，其胎三月。但疾不散，胎已五月。

张景岳云：手少阴动者，妊也。尺中按之不绝，三部脉浮沉正等，无他病，亦妊。

朱丹溪云：阴搏阳别，搏者近于下，别者出于上，气血和调，阴施阳化，故脉如之，则有妊也_{"阴搏阳别，谓之有子"，出《内经·阴阳别论》。戴同父谓"寸微尺数"也。}

张石顽云：妊脉，左寸大为男，左尺大为女①。

张景岳云：妊脉，沉实者多男，浮虚者多女。

王叔和云：妊脉，左疾为男，右疾为女。得太阴脉为男，太阳脉为女。太阴脉沉，太阳脉浮。左手沉实为男，右手浮大为女。左右手俱沉实为二男，左右手俱浮大为二女。尺脉左偏大为男，右偏大为女。

《内经》云：少阴脉动甚者，妊子也②。全元起注作"足少阴"，王启玄注作"手少阴"。王宏翰③言：心肾二部之脉动甚或一部动甚，皆妇人怀妊之象。

《内经》云：何以知怀子之且生也？岐伯曰：身有病而无邪脉也④_{身有病谓经闭也}。

张石顽云：妊脉两寸俱滑为双男，两尺俱滑为双女，右尺左寸俱滑实为一男一女⑤。

张石顽云：孕妇脉沉细弦急，作寒热，胎气损也。

---

① 妊脉……为女：《诊宗三昧》无。
② 少阴脉动甚者，妊子也：语见《素问·平人气象论》。
③ 王宏翰：清代医家，字惠源，号浩然子，著有《四诊脉鉴》等。
④ 何以知怀子……无邪脉也：语见《素问·腹中论》。
⑤ 妊脉两寸……一男一女：《诊宗三昧》无。

朱丹溪云：妊妇十月足，身热，脉乱者，吉①。

张石顽云：妊妇脉宜滑利、数、实，忌迟、浮、缓②。

陈远公云：尺浮寸沉，子死母存；尺涩寸伏，母亡子活。

张石顽云：尺脉，乍大乍小，乍有乍无，或浮或沉，或动或止，早暮不同，须连视二三日，同此，乃鬼胎。大抵其胎按之冷而不热也。

陈远公云：脉有反关。此乃经脉虚而络脉盛。

张石顽云：反关之脉，自不条畅如平常。反关之由来不同，有生而反关，有幼时颠仆受伤及病伤而变者。其象有从关斜走至寸，有反于内侧近大陵而上，有一手反关，有两手反关，有六部微细，而阳溪、列缺则别有一脉大于正位。更有六脉细小不振，中有粒如珠，此经脉阻结之故。

张石顽云：胃气之脉不独在右关，但看五脉冲和之气。

汪心谷云：脉流行犹诸水也。水之暂阻者有矣，来源不涸，浚之则复续；脉之暂无者有矣，生意不已，导之则复通。夫岂真元已竭而不应者伦③哉！

林慎庵云：王氏《脉经》以大小肠分属两寸，与心肺同其诊，后人咸宗之。自晋迄今，千有余年，并无他议。自滑氏释《内经》，以大小肠处于腹中，二阴之病有关于膀胱大小肠者，两尺亦得凭诊而主其病，并未尝指定二腑当附诊于两尺也。即《枢要》一书亦以大小肠分隶于两寸。吴鹤皋《脉语》亦谓王氏从络大小肠附诊于二寸为有本。考之明季以前，诸名家皆从古诊法，何以后诸家忽创言当附诊于尺耶？士生于千百年之后，

---

① 妊妇十月足……吉：语见《脉因证治·妇人产胎》。

② 妊妇脉……缓：《诊宗三昧》无。

③ 伦：类。

而欲翻千百年人皆信从之成案，而使信从于己以标新，谁其信之？今予阅历有年矣，皆从古诊法，合证施治，皆验。有验即有是理，自不议也。故不能从诸先生阿私所好也。

林慎庵云：脉中有力，即谓有神。夫有力者，非强健之谓，谓中和之力也。

《灵枢经》云：色青者，其脉弦；赤者，其脉钩；黄者，其脉代；白者，其脉毛；黑者，其脉石。其色见而不得其脉，反得其相胜之脉，则死矣，得其相生之脉，则生矣①。

《内经》曰：诊法尝以平旦，阴气未动，阳气未散，饮食未进，经脉未盛，络脉调匀，气血未乱，乃可诊有过之脉②。

李士材云：寡妇气血凝滞，两尺多滑，不可误断胎气。室女亦然。

李士材云：督脉见，主外感风寒之邪。实则脊强，虚则头重。任脉见，主疝瘕中寒气结。冲脉见，逆气而里急，或作燥热。阳跷脉见，阴缓而阳急，恶风偏枯。阴跷见，阳缓而阴急，男子阴疝，女人漏下，皮肤淫痹。带脉见，腹满，腰溶溶如坐水中，女人里急瘕疾，月事不调，赤白带下。阴维见，僵仆，失音，汗出恶风。阳维见，皮肤痛，下部不仁，汗出而寒，颠仆，手足相引。

李士材云：滑为阳中之阴，大抵兼浮者，毗③于阳，兼沉，以尺寸，庶无误也。

李士材云：《内经》"十二脉"：曰鼓，且浮且大也；曰搏，

---

① 色青者……则生矣：语见《灵枢·邪气脏腑病形》。

② 诊法尝以平旦……有过之脉：语见《素问·脉要精微论》。尝，《素问》原文作"常"。

③ 毗（pí 皮）：接连。

且大且强也；曰坚，实也；曰横，洪也；曰急，紧也；曰喘，且浮且数也；曰躁，且浮且疾也；曰疏，且迟且软也；曰格，人迎倍大也；曰关，气口倍大也；曰溢，自寸口上鱼际，气有余也；曰覆，自尺部下达臂间，血有余也。

李士材云：张仲景"十二脉"：曰纵，水乘火，金乘木也；曰横，火乘水，木乘金也；曰逆，水乘金，火乘木也；曰顺，金乘水，木乘火也；曰反，来微去大，病在里也；曰覆，头小本大，病在表也；曰高，卫气盛也，阳脉强也；曰章，营气盛也，阴脉强也；曰纲，高章相搏也；曰惵①，卫气弱也，阳脉衰也；曰卑，营气弱也，阴脉衰也；曰损，惵卑相搏也。

李士材云：《内经》"十二脉"，仲景"十二脉"，虽二十八脉之中已含藏诸义，然不详于二十四字之义，又安能入二十八字之奥哉？而犹不止此也。阴阳不可不分而剖，色脉不可不合而稽，尺肤不可不详而考，主病不可不谙而识，四者得而持脉之道思过半矣。

李士材云：离经之脉，以七八至得名。孕脉将产，不独以此也。如昨浮今沉，昨大今小，昨迟今数，昨滑今涩，但离于平素经常之脉，即名离经。

马玄台云：妇人怀妊一月，则阴阳之精尚未变化；二月，则精气正变，其气熏蒸冲胃而为恶阻；至三四月，恶阻少止，脉甚滑疾，盖男女正成形质，其气尚未定也；至五六月以后，形质已定，男女既分；及八九十月，其脉平和，如无娠然。然非医者深明医理，病者肯明其故，难以诊而知也。

李士材云：脉分四时六气。大寒至春分，为初之气，风木

---

① 惵（dié 蝶）：恐惧。

主令，其脉弦；春分至小满，为二之气，君火主令，其脉钩；小满至大暑，为三之气，少阳相火主令，脉大而浮；大暑至秋分，为四之气，湿土主令，其脉沉；秋分至小雪，为五之气，阳明燥金主令，脉短而涩；小雪至大寒，太阳寒水主令，脉大而长。

李士材云：性急之人，五至为平；性缓之人，四至便作热看。

李士材云：近世之医，既自附于知脉，而病家亦欲试其本领，遂绝口不言，医者强为揣摩，揣摩偶合，信为神奇，揣摩不合，薄为愚昧，此《内经》所谓"妄言作名，为粗所穷"。王海藏云：热则脉数，寒则脉迟，实则有力，虚则无力，可以脉知也。若得病之由，及所伤之物，岂能以脉知哉？故医者不可不问其由，病者不可不说其故。

李士材云：许胤宗曰：脉之候幽而难明，吾意所解，口莫能宣也。口且莫能宣，而笔又焉能写乎？博极而心灵自启，思深而神鬼将通，则三指有隔垣之照矣。

李士材云：王宗正①曰：诊脉之法，当从心肺俱浮，肝肾俱沉，脾在中州。即王氏之言，而知东垣所谓"脉中有力"之"中"盖指中央戊己，土正在中候也。胃气未散，虽数不至于极，迟不至于败，尚可图也。故东垣所谓"有神"，即《内经》所谓"有胃气也"。

李士材云：叔和《脉经》只论二十四种，若夫长短二脉，缺而不载；牢革二脉，混而不分。更有七至名极，即为疾脉，是指下恒见者，又何可废乎？共得二十八脉，缕晰详为之辨。

---

① 王宗正：宋代医家，字诚叔，著有《难经疏义》。

然皆考据典章，衷极理要，终不敢以臆说，罔乱千秋也。

李士材云：《经》曰："尺内两旁，则季胁也。尺外以候肾，尺里以候腹。中附上左，外以候肝，内以候膈。右，外以候胃，内以候脾。上附上右，外以候肺，内以候胸。中左，外以候心，内以候膻中。"此《内经》"三部之候"法也。腑不及胆者，寄于肝也；不及大小肠、膀胱者，统于腹也。

叶以潜①云：今人但见产后六脉浮洪弦紧，便说有热，不知产后病与别病不同。产后洪大，是气血耗散，内无存畜之故。

张三锡云：诊色当求其有神，虽困无害。神者，色中之光泽明亮也，与脉有胃气同一理。

张景岳云：缓脉有阴有阳，其义有三：从容和缓，浮沉得中，此是平人；脉若缓而滑大，多实热；缓而迟细，多虚寒。

张景岳云：诊脉须察胃气。如今日尚和缓，明日更弦急，知邪气之愈进；今日甚弦急，明日稍和缓，知胃气之渐至。即如顷刻之间，初急后缓者，胃气之来也，初缓后急者，胃气之去也。

张景岳云：脉浮为表，而阴虚血少，中气亏损者，必浮无力，是浮不可概言表。沉属里，而表邪初感之深者，寒束皮毛，脉不能达，亦必沉紧，是沉不可概言里。数为热，而真热者未必数，虚损之症，气血张皇，虚甚者数必甚，是数不可概言热。迟为寒，然伤寒初退，余热未清，脉多迟滑，是迟不可概言寒。弦强类实，而真阴胃气大亏，及阴阳关格等症，脉必豁大而弦健，是强不可概言实。微细类虚，而痛极气闭，营卫壅滞不通

---

① 叶以潜：名云龙，字以潜，明代医家，著有《士林余业医学全书》六卷。

者，脉必伏匿，是细不可概言虚。

张景岳云：症有真假，脉亦有真假。脉症不相合者，则必有一真一假隐乎其中。

张景岳云：诸病之虚实，辨之于脉，皆易。惟心腹诸痛，脉多难辨。滑实有力为实，虚弱无神为虚，此其常也。然暴痛之极，脉每沉伏、细涩，最似极虚之候。不知气为邪逆，气逆则脉道不行，此邪实也。但沉伏之中，细察之，必有梗梗然弦紧之意，此寒邪阻遏阳气。若火邪作痛，则不然也。大都暴病痛极，脉忽细伏，多实；久病痛缓，脉本微弱，多虚。

易思兰云：《脉法》云："极大极微，最宜斟酌。"极大无力，须防阳气浮散于外。极微之脉，久久寻而得之于指，稍稍加力，按之至骨坚牢者，不可认作虚寒。若脉左右三部俱无，再以食指按其尺部，中指无名指按其尺后，脉来实数有力，此阳匿于下也。

戴同父云：劳症，脉大者易治，脉气未衰，可敛而正也；弦者难治，血气已耗而难补；双弦，则贼邪亲脾，尤为难治，加数则殆矣。

芤脉辨

按芤脉之说，竟成聚讼①。近代诸公均以芤为浮沉二候俱有，中候独空。若李濒湖、余抑庵、张石顽，皆主是说，后人无敢议者。予细考之于古，知其说为大谬也。《本草》云：葱，亦名芤②，是芤即葱。今以指按葱上，必中空成窟。脉以芤名，

---

① 聚讼：众说纷纭，久无定论。
② 葱亦名芤：此说始见于《本草纲目》。

取其按之则空之义，非取其浮沉二候有也。仲景以弦而芤为革脉。弦者其状如弦，兼芤，则中软而不胜按。若以芤为浮沉俱见，则革亦岂见于沉部乎？此其一证也。王叔和《脉经》云："芤脉，浮大①而软，按之中央空两边实。"曰"浮大"，则必无沉候，可知曰两边，则系脉之两旁，必非浮沉之谓也。此其二证也。《类篇》引徐文伯②《脉经诀》云："按之即无，举之来至，旁实中空，曰芤。"曰"按之即无"，可知其只见于浮部；曰"旁实中空"，"旁"者，即两边之义，更非浮沉之说矣。此其三证也。盖《素问》无"芤脉"之名，自当以仲景、叔和、文伯为宗，且三公去古未远，师承有自，乃不宗之，而转以后人之论为是？吾不解也。刘三点云："指下成窟。"林慎庵亦主是说，实先获我心矣。况脉浮沉二候可察，中候空者，此象不一而足，如浮大沉小、浮强沉弱之类，岂尽指之为芤脉乎？此不待辨而自明矣。

阴搏阳别辨

《素问·阴阳别论》云："阴搏阳别，谓之有子。"诸家之解，纰缪者多。盖尝取其言而论之。陈自明云："搏者，近也。谓阴脉逼近于下，阳脉别出于上。"朱丹溪云："搏者，近于下，别者，出于上。血气和调，阴施阳化，故脉如之，则有妊也。"果如斯言，《经》当云"阴沉阳浮"，何必云"搏"与"别"也？此一误也。戴同父云："寸微尺数也。"王宏翰云："寸脉来微，别于尺中之滑数。"果如斯言，则系尺数寸微，而搏别之

---

① 大：原本无，据当代抄本补。
② 徐文伯：南宋医家，字秀德，著有《集验方》《脉经诀》等。

义无与也。此又一误也。吴鹤皋云："阴指尺脉而言，搏伏而鼓也，鼓为阳，是阴中别有阳，有子之征也。"张景岳云："搏，搏击于手也。阳别者，言阴脉搏手，似乎阳邪，然其鼓动滑利，本非邪脉，盖以阴中见阳，别有调和之象。"此二说，以阴为脉位，阳为脉体，俱属之尺中，不知经文连下所论病，以类相从，阴阳二字俱指尺寸而言，此解不独与经旨相背，抑且文义颠倒矣，尤为大误也。高士宗云："阴气过盛，搏击于内，不与阳和，似乎别出，阴盛蓄阳，故在妇人谓之有子。"所谓别出，指尺脉乎？指寸脉乎？前云"阴气过盛"，后云"阴盛蓄阳"，则搏者因阴盛乎？因蓄阳乎？不独误解而辞义且晦也。李士材云："阴脉搏动，与阳脉迥别。"阴阳二字，所包者广。以左右言，则左为阴，右为阳；以部位言，则寸为阳，尺为阴；以九候言，则浮为阳，沉为阴。旧说尺脉洪实为阴，与寸阳脉迥别似矣。然手少阴脉动甚，亦在寸也，何取阳别之旨乎？说虽近理，然亦肤廓之谈。且搏者，鼓指之形，动者，摇动之象，岂可一例观之而相引以证耶？此又误也。王太仆云："阴谓尺中也，搏谓搏触于手也。"尺脉搏击，与寸口殊别，阳气挺然，则为有妊之兆。汪讱庵云："以下阴阳指尺寸而言，尺脉击手，异于寸口，阴中别有阳也。"马元台云："此举尺寸而言阴搏者，尺为阴，其脉搏击于手也。阳别者，寸为阳，言尺脉搏击于指而与寸脉不同也。"张隐庵云："阴搏者，尺脉滑利而搏击应手也。阳别者，与寸口之阳似乎别出而不相贯。"此四家之说，殊为近理。而张、马之说，尤为明当，然而未极其至也。盖《经》义以尺脉主下焦，下焦受胎，故见搏指之象。"阳别"二字正以显尺脉之独异，且使人知非三部皆搏指也，三部俱搏则为病脉矣。古人辞简，当以意会，读经者于此参之，思过半矣。

持脉论

《内经》云："持脉有道，虚静为保①。"余抑庵云："虚其心，无杂念，静其身，无妄动，然后得脉之真。"张石顽云："诊脉之道，心空为宗。得其旨，言下可了；不得其旨，转增障碍。得心应手，如风中鸟迹、水上月痕。"予谓心空最难。不独无他事相扰，即病症方药皆不入于意中，不独无望闻问之见相参，并二十八脉之象不先横于胸内。盖一有成象于胸，指下自不觉而见其象矣。况诊切之妙，既于有形处求之，尤当于无形处求之。如《素问》云"来盛去衰""来疾去徐"，所谓来者，有形也；所谓去者，无形也。林慎庵《胃气脉》云："意思悠悠扬扬。"王执中《脉有神》云："有力中带光泽润滑。"是岂可执形象以求耶！然无形者即寄于有形之中，泥之不可，离之亦不可。《灵枢》经云："按其脉，知其病，命曰神②。"《难经》云："切而知之谓之巧。"必心体空明，心手如一，庶浮云可迎，而万川月印也。

生禀脉

脉有主病，谓是脉即当有是病也。脉有兼病，谓是脉不主是病，而是病亦有是脉也。故有宜正看者，宜反看者，因时而变者，因药而变者，错综变化。予《医学参中》论之详矣。若夫生禀之脉，各有不同，临症诊视，尤不可以不察。有生而为阴脉者，细弱而沉，受风不见其浮，受热不见其大；生而为阳脉者，洪大而硬，里寒不显其小，内亏不显其弱。肥人则脉多沉

---

① 持脉有道虚静为保：语见《素问·脉要精微论》。
② 按其脉知其病命曰神：语见《灵枢·邪气脏腑病形》。

迟，瘦人则脉多浮数，甚而两手判然，或右大左小，或右浮左沉，或上鱼际，或入尺泽，异象颇多。故凡见脉症之不相应者，必当问其平素之脉若何，庶几无误。良以人生斯世，体质不齐，性情各别，脏腑有柔脆，经络有厚薄，不可一例求也。至《汪石山医案》中，有妇人两尺全无，时正有娠三月。询知其平日尺脉本系不显，尤为可异。故执脉象以求病者，可不知生禀之脉耶？

痰症多怪脉

脉象难测，痰症为甚。痰症脉多滑，而痰之盛者，脉反见沉涩，盖以痰阻气道，阳气不运，故见此象，其难测者一也。痰阻中焦，气不升降，在上之阳气不得下行，反逆而上浮，往往脉浮数而无伦次，稍按即无，症似欲脱，盖以两手脉皆属手太阴，气上逆则肺不静，其象如是，其难测者二也。痰有虚寒，亦多夹火，火为痰闭，脉即不显火象，多弦而且缓，痰势暂开，火象则见，脉忽洪滑，少时痰闭则火又伏，脉亦如之，其难测者三也。虞天民治一人，正脉之旁复有细脉一道，与正脉并动而数，以为一胸臭痰，此尤可怪者也。

脉无定象

一病则有一脉，皆有定象。而竟有无定象者，实症固有，虚症尤多。实症惟热邪与疟。当邪方进时，则脉大而数；及邪退，则脉渐小而平。至虚症迁变更多，或驶或缓，或浮或沉，或大小不齐，或至数不一，或朝夕变异，或今昨不同。汪石山云："变动不常，虚之过也。譬之虚伪之人，朝更夕改，全无定准。"张石顽、魏玉横皆谓其论最妙。故诊虚症之脉，非一日数诊，连诊数日，不足以定其症。

校注后记

一、罗浩生平考

查阅所有的医家辞典、传录，如《中国历代医家传录》《中医大辞典》等，仅知罗浩为清乾嘉时期的医家，而对其生卒年语焉不详。当代医史学家耿鉴庭在《福建中医药》上介绍过罗浩及其著作《医经余论》，但未涉罗浩生卒年。对此，我们进行了深入考探。首先查阅《扬州画舫录》载："罗浩，字养斋，歙人，居海州之板浦场，与凌廷堪为戚。自经史书数，无不涉猎，最精星命之学。"可知罗浩祖籍为安徽歙县人，出生于江苏海州，其博闻广记，遍览群书，自经史书数，无不涉猎，尤精星命之学。再据乾嘉时期著名学者焦循的《医经余论序》云："吾友罗君浩，字养斋，幼与凌仲子同居海州，涉猎经史，能博览，善为歌诗，而兼通于医。"亦可证罗浩出生于海州，儒学与医学兼善。另查阅《李汝珍师友年谱》："（罗浩）为人颖悟绝人，博览群籍，好奇爱洁，终身不娶。弱冠游邗江，垂老不归。著有《琴川诗抄》《扬州见闻录》及医学诸书"。再据《江都县续志》卷二十八载方灏所撰《罗浩传》，称曰："（罗浩）博学多才艺，尤精于医。壮年客扬州，与焦循、汪光曦、黄文旸、钟襄、李钟泗、黄承吉为文字交。"皆可证罗浩博学多才，儒学深厚，又精通医学，中年寓居扬州，与著名学者焦循等人常切磋学术。其医术精湛，嘉庆时的中书令程元吉的《医经余论》书后详述罗浩治愈其父重病的经过。另外，程元吉还赞其儒学深厚，称其为"通人"。谓曰："呜呼，君挟济世之怀，不得已著一书，以发聋振聩。仁人之言，其利溥哉！然而君岂但以医传者哉？至其以通人说经，引断确凿，实事求是，理堂焦孝廉已服其渊奥。焦君博学嗜古，著述等身，亦通医，与君为莫逆交。宜甚爱而传之，亟期于寿民而活俗也。"从中可知，焦循与罗浩交好，惺惺相惜，而焦循是被清代著名学者阮元称为"一代通儒"，于学无所不通，于经无所不治，在易学、诸子、历算、史学等方面均有精深造诣者，著书数百卷，皆精博。焦循对罗浩著述的《医经余论》称赞有加，亲自作序。序中赞曰："（《医经余论》）语简而赅，篇约而当，洵后学之津梁也。"由此可知，罗浩不但医术精湛，儒学也精。最后据《李汝珍师友年谱》载："（罗浩）道光庚寅卒于扬州，年七十有一矣。"（许乔林《弇榆山房笔谭》）而道光庚寅年即 1830 年，卒于扬州，享年 71 岁，推算罗浩当出生于 1760 年，乾隆二十五年庚辰。偶然发现此书证，不意竟解决了百年医史困惑。由此推而广之，医史研究当扩大视野，应借助当今人文社科的研究成果。

二、罗浩著述考

罗浩的著述颇丰，医学著作刊印并传世的有《医经余论》《诊家索隐》两部。《医经余论》，焦循、程元吉作序，时间均为嘉庆壬申（1812），未叙及刊印人，当为罗浩自己出资刊印，出版时间为 1812 年。而《诊家索隐》，罗浩自叙，述及出资刊印人为扬州仪征的郑舍人，作叙刊印时间是嘉庆己未年，即 1799 年。然首列的江玉麟序，与《诊家索隐》的内容不类，细察其序有云："（罗浩）后又出所著《药性医方辨》三卷示予，论药订俗说之讹，论方宗源头之正，论症辨相沿之误，论脉具灵变之机，爰其力能复古，亟欲为梓，而理堂焦孝廉已先刊行。"可知罗浩另一著述为《药性医方辨》三卷，由焦循出资刊印。此江玉麟序当是江氏为《药性医方辨》所作的序言，列在《诊家索隐》首章似为不妥。由此可证，此序当为藏书人新加，非原刻本之内容，后查证上海图书馆所藏《诊家索隐》己未郑柿里刻本并无此序。罗浩的其他著述，从《诊家索隐》自叙有言"浩别有《古脉索隐》一书，兹不载也"，可知罗浩还撰有《古脉索隐》一书。《医经余论》的"《金匮注》"一章："予既取诸家之精者补之，又以己见所得者附之。"可知其还撰有《金匮注》一书。而《医经余论》的"《医易脉部》题后"一章："又出其余绪编为《脉表》，更精益求精，著论脉十则于《医学参中》，补前人所未及。"据此可知其另两著述为《脉表》《医学参中》。另从《医经余论》的"《医书题解录》序"一章："予向积数十年之功为《医书总录》，又以素所学习者为《医书题解录》一卷，以附于后。"可知其还有两著述为《医书总录》《医书题解录》。可惜《药性医方辨》《古脉索隐》《金匮注》《脉表》《医学参中》《医书总录》《医书题解录》，均未传世至今，甚为遗憾。罗浩的其他类著作，从其生平考中可知有《琴川诗抄》《扬州见闻录》，但亦未见传世。

三、《医经余论》学术成就

《医经余论》是罗浩对医理思考及杂论的精华荟萃，共计24章医论和30首医林杂咏。内容涉及《内经》《伤寒论》《金匮要略》《神农本草经》、脉学、金元四大家，以及师道、读书、运气、伪书、病家等杂论，受诸多学者肯定和推崇。焦循评价："若此者，皆以通儒治经之法用以治医经，开从来医家未有之径。学者由是充之，而医之术明，而医之道亦由是而尊"。耿鉴庭评价："然对医理，所涉甚广，作医史观固可，作医古文读亦可，作理论书观也可，作临症心得观更无不可，故非泛泛

之作可比，乃有用之书也。"高等中医药院校教材《医古文》中的"医话四则"就选了其中一则，也可证其文采夺目。总括其特色有如下三方面。

1. 以经"证经有高论

罗浩熟稔《内经》《伤寒论》《金匮要略》《神农本草经》《脉经》等医经，发表医论多以《内经》为据。首章"论师道"，据以《素问·气交变大论》"得其人不教，是谓失道；传非其人，慢泄天宝"展开，指出"历代名人医学渊源皆有所自。南阳为医中之圣，尚师其同郡张伯祖"。欲成为"博极""思深"之医，必有师传才可入门。师传之余，读书为最，故次章"论读书"。首先指出"古今医书，汗牛充栋"事实，继列出"然读医书，每有四病"：畏难、浅尝、笃嗜、不能持择。条分缕析，讲明道理，确实如此。再下来就读《内经》《伤寒论》《金匮要略略》《神农本草经》《脉经》举出自己的思考，尤其针对后世医家误读经文，皆有针砭。举例"《素问注》"一章："如《阴阳别论》：'二阳之病发心脾，有不得隐曲，女子不月。'诸家解'隐曲'未当。本篇末云：'三阳三阴俱搏，心腹满发尽不得隐曲。'又《风论》：'肾风隐曲不利'。《至真要大论》：'太阳之胜，阴中乃疡，隐曲不利。'合观之，知其指男子前阴而言，故下特提'女子不月'以别之，此以经证经而得其义也。"可见，其论理之精，即使训诂大家也未必能有此功底。

2. 最具依据证四家

金元四大家，现已众所周知指张子和、刘河间、李东垣、朱丹溪，但在明清之际却理解不一，观点纷呈。于是罗浩专辟一章"论四大家"，列举明末医家李士材等人认为"张"为张仲景，且振振有词。罗浩直陈"此谬论也"，举出不容置疑的论证"仲景之学，函盖诸家，《伤寒论》中已括治热病之法，《金匮》一书又为治杂病之祖，实乃医中之圣，非后贤所企及。况时代不同，安得与之并列"。仲景是医圣，又处东汉，怎可与金元名医同列，质疑颇具力道。同时罗浩从丹溪的《脉因症治》找内证："丹溪此书，遇一证必首列河间、戴人、东垣三家之说，余无所及。""知丹溪意中专以三家为重"，最后提出自己的观点："《格致余论》著补阴之理，正发三家所未发。由是攻邪则刘、张堪宗，培养则李、朱已尽。皆能不依傍前人，各舒己见，且同系金元间人，四大家之称由是而得耳。"论证干脆利落，合规中矩，为医家少有。

3. 杂论蕴含医之道

医者若仅是医术精湛，只能算医工，还处在"术"的层面；若能从临证经验演绎出精论，则上升到"道"的层面，自己也升华为"大医"了，罗浩就是这样的大医。焦循深切感受，评价罗浩的杂论道："至著述之真伪浅深，师传之雅俗高下，读书之通达精博，诊脉之阴阳表里，治病之缓急分合，用药之轻重增减，无不造于微。"确如此。如"论治病缓急分合"一章，罗浩先详细分析具体情况，最后总结道："总之治病本《内经》之理，得南阳之用，参后贤之法，运变化之机，则缓急分合之中，自得其宜，为上士上工也。"指出临证缓急分合，关键在于医者心中有准则：依据《内经》之理、掌握仲景之法、参照后贤之妙、运用符合变化之机，就会自得其宜，而成大医了。再如"论立方"一章，医者需明传承与创新的关系，举例仲景做法："南阳集大成之用，著《伤寒》《金匮》，所用之方，皆宗古而非自创也。方中稍为变易，即别具妙机"。举隅具体例子：

"若真武汤为温中之用，而佐以茯苓、白芍、生姜，其义则一变矣。大柴胡为逐邪之品，而去渣复煎，其法别有在矣。"最后阐明医者需掌握的准则："予尝谓用古方者，或此方不治此病，加减用之而当；或此方不应加此味，加之治此病而当；或此味不治此病，加于此方治之而当。其妙有不可言传者，夫岂拘泥于药品，执滞于病症者所可同日语耶。"凡此种种，可知罗浩是通过杂论教育后学为医之道，真可谓医中大哲。

四、《诊家索隐》学术成就

《诊家索隐》为罗浩关于脉学的力作。它集萃历代脉学之精华，遍搜 45 种脉书，展示 32 脉的脉象、考辨、主病、参变的主旨，又集历代医家 127 条脉论，并阐述"芤脉""阴搏阳别""持脉论""生禀脉""痰症多怪脉""脉无定象"等理论精要，为中医脉学不刊之作。其特色可分如下四方面。

1. 体例清晰，查检方便

本书分上、下两卷。上卷首先列出本书所辑录脉学书目 45 种。其次分别展示了浮、洪、虚、散、芤、濡、微、革、沉、伏、牢、实、弱、细、迟、涩、结、代、缓、数、滑、紧、促、动、疾、弦、长、短、大、小、清、浊脉，共计 32 种脉，分别从每一脉的脉象、考辨、主病、参变四方面进行阐述。脉象包含了历代医家对每一种脉象的描述，考辨论述了对脉象的理解，主病阐述不同脉象见于不同病症，参变论述主脉象兼见别的脉象或症状的变证。32 种脉象之后又列了伤寒、中风、咳嗽、喘急、吐血、虚劳、骨蒸等 25 种病症的宜忌脉，让初学者一目了然，易于记诵。后面又备列死症脉《素问》原文十九条，便于查阅。

2. 荟萃脉学精论

下卷的"医家论脉辑录"一章辑录了上至《内经》《脉

经》，下至李士材、张石顽等众医著、医家对脉学的精彩论述，共计 127 条脉论。其实也是罗浩一生行医对脉学的理解和归纳。罗浩先从取脉论述，述及胃气脉、阴阳脉、脉之真假取舍、四时之脉、杂症脉、脉之富贵贫贱、妊娠胎产脉等方面。内容虽均为辑录诸医家之说，但也涵盖罗浩多年医事经验。对妊娠胎产脉的论述尤多，计近 30 条。其后又列的"芤脉辨""阴搏阳别辨""持脉论""生禀脉""痰症多怪脉""脉无定象"等六章，述及罗浩的理论精要。

3. 考证"芤脉"脉象

罗浩质疑清代李濒湖、余抑庵、张石顽等医家对"芤脉"脉象的理解为"以芤为浮沉二候俱有，中候独空"，并考证历代医家对"芤脉"脉象的论述，以经证经提出三条证据。首先，提出"芤"字本意为"空"，以仲景"革脉"反证"芤脉"不应理解为浮沉兼有。其次，以王叔和《脉经》对"芤脉"的脉体描述"芤脉，浮大而软，按之中央空两边实"以证其无沉候。最后以《类篇》引徐文伯《脉经诀》云"按之即无，举之来至，旁实中空，曰芤"的描述，以证"芤脉"脉象为"按之即无""旁实中空"。

4. 考证"阴搏阳别"

罗浩认为，诸医家对《素问·阴阳别论》"阴搏阳别，谓之有子"之"搏别"认知有误。陈自明和朱丹溪认为，搏为下为阴脉，别为上为阳脉；戴同父、王宏翰认为，"尺数寸微"即为有妊；吴鹤皋、张景岳认为，阴为脉位，阳为脉体，俱属之尺中，阴中见阳乃有子；而高士宗既云"阴气过盛"又云"阴盛蓄阳"文意隐晦无法理解；李士材则仅从阴阳字面理解，过于肤浅。罗浩经考证认为王冰、汪讱庵、马元台、张隐庵四家之说较为可信，"阴搏阳别"当理解为尺部为阴，寸部为阳，而尺部见脉搏于指，不同于寸部的脉，是因为尺脉主下焦，下焦受胎，则见脉搏于指，与寸口之阳不同。

五、《诊家索隐》底本附录手抄的"巢念修复记""医经余论序"情况说明

据"巢念修复记"："此《诊家索隐》考辨详瞻，洵为医家有同之书，而亦罕见之本也。罗氏尚有《药性医方辨》《医经余论》两书，屡访小获，怅怅不已，顷读焦循《雕菰集》卷十，正见有《医经余论》一序，因此划纸书之，作为附录，存其梗概焉。"可知此底本乃清末收藏家巢念修所藏，对罗浩学术钦佩，也想收藏其两部著作《药性医方辨》《医经余论》，但未如愿。当读到焦循《雕菰集》卷十，发现有《医经余论》一序，如获至宝，便在所藏的底本后加纸抄录全文。因"巢念修复记""医经余论序"非底本原文，故不列而在此说明。

总 书 目

I

本　草

方　书

卫生编

袖珍方

仁术便览

古方汇精

圣济总录

众妙仙方

李氏医鉴

医方丛话

医方约说

医方便览

乾坤生意

悬袖便方

救急易方

程氏释方

集古良方

摄生总论

辨症良方

活人心法（朱权）

卫生家宝方

寿世简便集

医方大成论

医方考绳愆

鸡峰普济方

饲鹤亭集方

临症经验方

思济堂方书

济世碎金方

揣摩有得集

亟斋急应奇方

乾坤生意秘韫

简易普济良方

内外验方秘传

名方类证医书大全

新编南北经验医方大成

临证综合

医级

医悟

丹台玉案

玉机辨症

古今医诗

本草权度

弄丸心法

医林绳墨

医学碎金

医学粹精

医宗备要

医宗宝镜

医宗撮精

医经小学

医垒元戎

医家四要

证治要义

松厓医径

扁鹊心书

素仙简要

慎斋遗书

折肱漫录

丹溪心法附余